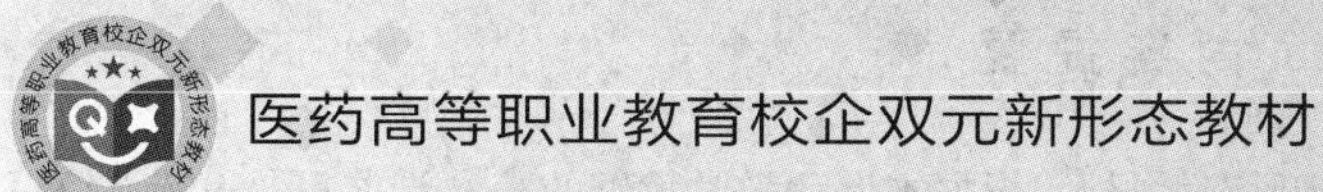

医药高等职业教育校企双元新形态教材

药店零售实务

（供药学、药品经营与管理等专业用）

主　编　佘　巧　殷　蕾
副主编　徐英辉　莫颖华　陈慧明　钟瑞英
编　者　（以姓氏笔画为序）
邓金添（惠州市百姓缘医药有限公司）
刘浩华（惠州市卫康药房连锁有限公司）
李华英（深圳市海王星辰健康药房连锁有限公司）
佘　巧（惠州卫生职业技术学院）
陈慧明（惠州市大参林药店有限公司）
钟瑞英（惠州市大参林药店有限公司）
侯秋苑（惠州卫生职业技术学院）
施　森（广东协森医药有限公司）
莫颖华（惠州卫生职业技术学院）
徐英辉（惠州卫生职业技术学院）
殷　蕾（惠州卫生职业技术学院）
黄小爱（惠州市百姓大药房医药连锁有限公司）

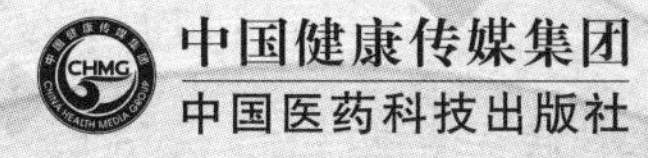

中国健康传媒集团
中国医药科技出版社

内容提要

本书为“医药高等职业教育校企双元新形态教材”，根据本课程教学大纲的基本要求和课程特点编写而成，涵盖了药店认知、职业素养、品类管理、药店布局、采购与验收、陈列与养护、用药指导、销售、售后、盘点等内容。每章设有“学习目标”“情境导入”“知识链接”“目标检测”“本章小结”等模块。本书以真实经营项目、典型工作任务为载体组织教学单元，体现了职业教育人才培养的特点，理论知识“必需、够用”、实践技能“近岗、能用”，着力提高学生的实践操作能力。通过学习，学生可以掌握药店零售岗位的专业知识与技能，为将来从事药店零售工作奠定坚实基础。

本书供高等职业院校药学、药品经营与管理等专业使用。

图书在版编目（CIP）数据

药店零售实务/余巧，殷蕾主编.—北京：中国医药科技出版社，2023.3

医药高等职业教育校企双元新形态教材

ISBN 978-7-5214-3643-3

Ⅰ.①药… Ⅱ.①余… ②殷… Ⅲ.①药品–专业商店–零售–商业服务–高等职业教育–教材 Ⅳ.①F717.5

中国国家版本馆CIP数据核字（2023）第042987号

美术编辑 陈君杞

版式设计 南博文化

出版 **中国健康传媒集团**｜中国医药科技出版社

地址 北京市海淀区文慧园北路甲22号

邮编 100082

电话 发行：010-62227427 邮购：010-62236938

网址 www.cmstp.com

规格 787×1092mm 1/16

印张 8 1/2

字数 174千字

版次 2023年3月第1版

印次 2023年3月第1次印刷

印刷 廊坊市海玉印刷有限公司

经销 全国各地新华书店

书号 ISBN 978-7-5214-3643-3

定价 35.00元

获取新书信息、投稿、为图书纠错，请扫码联系我们。

数字化教材编委会

主　编　余　巧　殷　蕾

副主编　徐英辉　莫颖华　陈慧明　钟瑞英

编　者　（以姓氏笔画为序）

邓金添（惠州市百姓缘医药有限公司）

刘浩华（惠州市卫康药房连锁有限公司）

李华英（深圳市海王星辰健康药房连锁有限公司）

余　巧（惠州卫生职业技术学院）

陈慧明（惠州市大参林药店有限公司）

钟瑞英（惠州市大参林药店有限公司）

侯秋苑（惠州卫生职业技术学院）

施　森（广东协森医药有限公司）

莫颖华（惠州卫生职业技术学院）

徐英辉（惠州卫生职业技术学院）

殷　蕾（惠州卫生职业技术学院）

黄小爱（惠州市百姓大药房医药连锁有限公司）

前 言

本教材系“医药高等职业教育校企双元新形态教材”之一。通过本课程的学习，学生可以掌握药品零售企业相关岗位的专业知识与技能，培养从事药品零售相关业务所必需的职业能力，为将来从事药店零售工作奠定坚实基础。

本教材以零售药店日常业务过程为主线，以真实经营项目、典型工作任务为载体组织教学单元。以理论知识“必需、够用”、实践技能“近岗、能用”为编写原则，以典型工作任务为基础，设计实训内容。着力提高学生的实践操作能力，体现职业教育人才培养的特点。本教材可供药学类、药品经营与管理及相关专业学生使用。

本教材共十个项目内容，包括：药店认知、职业素养、品类管理、药店布局、采购与验收、陈列与养护、用药指导、销售、售后、盘点。各项目均配有“学习目标”“情境导入”“知识链接”“目标检测”“本章小结”等栏目，以丰富教学内容、拓宽知识视野，帮助学生更好地掌握学习内容，培养学生的实践能力。同时“本章小结”等栏目以二维码形式呈现在项目后。读者可通过扫描二维码进行学习。本教材编写分工如下：侯秋苑负责编写项目一；徐英辉负责编写项目二；陈慧明负责编写项目三；余巧负责编写项目四、项目十、实训三、实训十三；殷蕾负责编写项目五、项目六、实训六、实训七、实训八；钟瑞英负责编写项目七；莫颖华负责编写项目八、项目九、实训十、实训十一、实训十二；黄小爱负责编写实训一；刘浩华负责编写实训二；施森负责编写实训四；李华英负责编写实训五；邓金添负责编写实训九。

本教材是全体编者辛勤劳动的结晶，在编写过程中得到了各编者所在单位的大力支持，在此表示衷心感谢！由于受编者水平所限，书中难免存在疏漏之处，敬请各位专家、同行及广大师生在使用过程中提出宝贵意见，以便再次修订和进一步完善。

编　者

2023年3月

目　录

项目一　药店认知

学习目标

通过本章内容学习，学生能够：

1.掌握药店开办的基本条件及药店岗位设置与职责，熟悉相关政策与法规，了解药店的类型。

2.学会依法申办《药品经营许可证》，能按照相关法律法规要求，设置药店岗位。

3.培养学生认真、严谨的工作态度和依法从业的职业素养。

情境导入

情境描述　小张，某院校药学专业毕业生，他认为药店前景可观，想自己创业开办一家药店，他应该通过哪些程序来申请开办药店呢？现请你协同小张来完成药店开办任务。

讨论　1.开办药店的类型如何选择？

2.开办药店需要什么条件？

3.药店申办流程是怎样的？

任务一　药店的类型

药店即药品零售企业，是指将购进的药品直接销售给消费者的经营企业，分为单体药店和零售连锁门店两大类。中医史上第一家官方设立的药店，是由王安石于宋神宗熙宁九年（公元1076年）批准创建的“太医局熟药所”，又名“买药所”，可以说是现代中药店的前身。作为目前最常见的药品流通终端，药店的经营及服务行为对药品的质量和顾客的用药安全影响巨大。

根据药店经营过程中，场地、人员、商品、设施设备等要素的结构及组合方式的差异，将药店分为以下几种类型。

1. 专业药店 专业药店主要销售药品，包括各类处方药、非处方药等。如DTP（direct to patient）药店，就是以处方药销售为主要经营模式的专业药店。患者在医院开取处方后，去DTP药店取药，或由DTP药店送药上门，同时药店可提供专业用药咨询、健康指导，以及对慢病会员进行专业管理等服务，这是一种新型的药店经营模式。除此以外，在医疗机构旁边或院内开办的药店、医保定点药店等，也属于专业药店的范畴。专业药店经营的面积可大可小，但需要配备具有临床医学与药学知识的执业药师，以确保可以开展合理用药审核，并能够为慢病患者建立用药档案、提供用药指导等服务，保证患者合理用药。

2. 大健康类药店 大健康类药店经营的品种更加丰富。除药品外，还经营保健食品、贵细滋补药材、医疗器械、理疗产品、化妆品等。健康药店、中医馆或“中医理疗+药店”、养生馆是其典型的业态代表。这类药店一般面积较大，经营方式多样，配备人员较多，除执业药师外还需配备健康管理师、营养师等专业技术服务人才。目前，很多大健康类药店将中医中药及中医理疗项目作为其特色、核心经营项目，在药店平台上将“医”和“药”场景进行关联，为顾客提供全方位的健康管理服务。

3. 生活便利类药店 生活便利类药店经营的药品为乙类非处方药，如“药店+便利店”、超市药店、药妆店、店中店、乙类非处方药柜等是其典型业态代表。生活便利类药店中药品可能并非其经营的主要品类，除药品外，生活便利类药店还经营普通日用品、食品、保健食品等。这类药店一般经营面积较小，对药学专业服务人员和设施设备的配置要求较低，主要特色是可以满足顾客多元化的需求。

4. 网络药店 网络药店利用互联网发布药品信息。顾客通过网络查询药品种类、价格，了解药品的适应证和使用注意事项等，完成在线药品选购和支付，通过物流配送，实现在家购药。目前，很多线下门店也通过网站、手机软件、小程序等构建了网络购药通道，以方便顾客购药。同时顾客也可通过网络获得专业药师的在线服务。

任务二　开办药店的基本条件

《中华人民共和国药品管理法》规定：从事药品零售活动，应当经所在地县级以上地方人民政府药品监督管理部门批准，取得药品经营许可证。无药品经营许可证的，不得经营药品。药品经营许可证应当标明有效期和经营范围，到期重新审查发证。

一、开办零售药店的基本条件

根据《中华人民共和国药品管理法》第五十二条规定，从事药品经营活动应当具备以下条件：①有依法经过资格认定的药师或者其他药学技术人员。②有与所经营药品相适应的营业场所、设备、仓储设施和卫生环境。③有与所经营药品相适应的质量管理机构或者人员。④有保证药品质量的规章制度，并符合国务院药品监督管理部门依据本法制定的药品经营质量管理规范要求。

药品监督管理部门实施药品经营许可，除依据本法第五十二条规定的条件外，还应当遵循方便群众购药的原则。

二、申办药品经营许可证（零售）

1. 许可内容 药品经营许可证核准（零售）。

2. 申领条件 根据《药品经营许可证管理办法》第五条规定，开办药品零售企业，应符合当地常住人口数量、地域、交通状况和实际需要的要求，符合方便群众购药的原则，并符合以下设置规定。

（1）具有保证所经营药品质量的规章制度。

（2）具有依法经过资格认定的药学技术人员。经营处方药、甲类非处方药的药品零售企业，必须配有执业药师或者其他依法经过资格认定的药学技术人员。质量负责人应有一年以上（含一年）药品经营质量管理工作经验。经营乙类非处方药的药品零售企业，以及农村乡镇以下地区设立药品零售企业的，应当按照《药品管理法实施条例》第15条的规定配备业务人员，有条件的应当配备执业药师。企业营业时间，以上人员应当在岗。

（3）企业、企业法定代表人、企业负责人、质量负责人无《药品管理法》第75条、第82条规定情形的。

（4）具有与所经营药品相适应的营业场所、设备、仓储设施以及卫生环境。在超市等其他商业企业内设立零售药店的，必须具有独立的区域。

（5）具有能够配备满足当地消费者所需药品的能力，并能保证24小时供应。药品零售企业应备有的国家基本药物品种数量由各省、自治区、直辖市食品药品监督管理部门结合当地具体情况确定。国家对经营麻醉药品、精神药品、医疗用毒性药品、预防性生物制品另有规定的，从其规定。

知识链接

《药品经营许可证》申办与受理

开办药品零售企业许可证的具体申办条件、申办程序，由各省、自治区、直辖市药品监督管理部门结合当地具体情况进行规定。

如《广东省药品零售许可验收实施细则》规定：对申请开办只经营乙类非处方药的企

业审批实行告知承诺制；企业应当设置与经营药品品种、规模相适应的营业场所，营业场所的药品经营使用面积应当不少于40平方米（大湾区内地九市不少于60平方米）。《上海市药品零售企业许可验收实施细则》规定：药品零售企业经营面积不低于40平方米，仓库面积不低于20平方米（经营范围不含中药饮片的连锁门店可不设仓库）。

广东省惠州市惠城区申请药品零售企业《药品经营许可证》受理条件如下。

（1）遵循方便群众购药的原则。

（2）配备依法经过资格认定的药师、其他药学技术人员或者经过药品监督管理部门组织考核合格的相关业务人员。

（3）有与所经营药品相适应的质量管理机构或者人员。

（4）有与所经营药品相适应的营业场所、设备、仓储设施和卫生环境。营业场所的药品经营使用面积应当不少于40平方米（大湾区内地九市不少于60平方米）；经营乙类非处方药的，营业场所面积应当与经营品种、规模相适应；在超市等商业场所内开办药品零售企业，应当设置有效隔断的独立区域或者采用有效隔离，周围环境不得对药品造成污染。

（5）有保证药品质量的规章制度，并符合国务院药品监督管理部门制定的药品经营质量管理规范要求。

（6）企业、企业法定代表人或企业负责人、质量管理负责人无《药品管理法》第116条、118条、第122条、第123条、第124条、125条、126条、第141条、第142条规定的情形。

（7）应当符合《广东省药品零售许可验收实施细则》要求；综合改革试点连锁便利店经营乙类非处方药应当符合《广东省经营乙类非处方药综合改革试点工作实施方案》（粤药监局药二〔2022〕12号）要求。

3.申请药品零售企业需提交材料 申请药品零售企业需提交以下材料。①《药品经营许可证申请表》。②企业营业执照。③拟办企业质量管理文件及主要设施、设备目录。④拟办企业法定代表人、企业负责人、质量负责人的学历、执业资格或职称证明原件、复印件及个人简历及专业技术人员资格证书、聘书。⑤拟经营药品的范围。⑥依法经过资格认定的药学专业技术人员资格证书及聘书。⑦营业场所、仓库平面布置图及房屋产权或使用权证明。⑧拟设营业场所、仓储设施、设备情况。

4.许可程序

（1）申请 开办药品零售企业，申办人应当向拟办企业所在地设区的市级药品监督管理机构或者省、自治区、直辖市人民政府药品监督管理部门直接设置的县级药品监督管理机构提出申请。

（2）受理审查　药品监督管理部门收到申请后对申办人提交的资料进行审查，材料齐全，符合规定的发给《行政许可申请受理通知书》。

（3）组织验收　药品监督管理部门根据申办人的申请，依据开办药品经营企业验收实施标准组织验收。

（4）行政审批　药品监督管理部门根据验收结果作出是否发给《药品经营许可证》的决定。不予许可的，发给申办人《不予行政许可决定书》。

任务三　岗位设置与职责

一、岗位设置

按照相关法律法规及部门规章要求，为保证药店正常运行，药店需设置如下岗位：企业负责人岗位、质量负责人岗位、采购员岗位、验收员岗位、养护员岗位、处方审核员岗位、处方调剂员岗位、营业员岗位、收银员岗位等。

二、岗位职责

1. 企业负责人岗位职责

（1）负责企业日常管理，确保药店按照相关法律法规及部门规章要求经营药品，遵守职业道德，忠于职守。

（2）负责员工管理，建立各项规章制度并督促执行，注重员工素质培养以及员工法治意识、业务素质和质量管理水平的提高，保证质量管理部门和质量管理人员有效履行职责。

（3）实行药店规范化管理，抓好药店的服务质量，负责组织对药店重大质量问题、质量事故的调查处理。

（4）积极配合药品监督管理部门对药品的监督检查工作。

2. 质量负责人岗位职责

（1）坚持质量第一，确保药店经营符合相关法律法规及部门规章要求。

（2）负责制定监督质量管理文件，指导、监督质量管理文件的执行，负责督促员工学习和执行相关法律法规及部门规章。

（3）负责对供货单位及其销售人员资格证明、采购药品合法性的最终审核，确保从合法的供货单位购进合法和质量可靠的药品。

（4）负责药品的验收复核，负责对不合格药品的确认及处理。

（5）负责药品质量查询及质量信息管理，负责对假劣药品、药品不良反应的报告。

（6）负责开展药品质量管理教育和培训，指导并监督药品采购、储存、陈列、销售、药学服务等环节的质量管理工作。

（7）负责药品质量投诉和质量事故的调查、处理及报告。

3. 采购员岗位职责

（1）秉持“质量第一”的观念，严格执行相关法律法规及部门规章，做好店内药品的采购及进货计划，并确保购进药品质量。

（2）负责对供货单位及销售人员资格证明、采购药品合法性的审核，负责首营企业、首营品种的采购申请审核。

（3）负责建立完善的供货单位、经营品种目录和管理档案。

（4）负责拟订签订购货合同，内容包含明确规定的质量条款。

（5）认真学习相关的法律法规及部门规章，遵守职业道德，恪尽职守。

4. 验收员岗位职责

（1）秉持“质量第一”的观念，严格按照相关法律法规及部门规章，负责到店药品的验收工作，做好相关的验收记录。

（2）对验收合格的药品进行分类，入库或上架陈列。

（3）对验收不合格的药品填写《拒收单》，做好隔离工作，填写相关记录，并及时报告质量负责人处理并通知采购员。

（4）认真学习相关的法律法规及部门规章，遵守职业道德，恪尽职守。

5. 养护员岗位职责

（1）秉持“质量第一”的观念，严格执行相关法律法规及部门规章，负责药品的养护和质量检查工作，对存在问题的药品及时报告质量负责人暂停出库或销售。

（2）根据药品的质量特性对药品储存环境、陈列条件、防护措施等进行检查及改善，对环境温湿度进行有效监测、调控。

（3）对主营品种、首营品种、特殊储存条件要求品种、有效期较短品种、近效期品种、储存时间较长品种、中药饮片等，进行重点养护。

（4）建立设施设备管理档案，定期检查养护设施设备，确保其正常运行。

（5）认真学习相关的法律法规及部门规章，遵守职业道德，恪尽职守。

6. 处方审核员岗位职责

（1）负责按照相关规定对到店处方进行审核，审核不合格的处方拒绝调配、销售。

（2）对审核合格的处方签字并交处方调剂员调剂，对调配后的处方进行复核、发药，并为顾客提供用药指导服务，按规定将处方留存。

（3）坚持执行凭处方销售处方药，营业时间必须在岗，并佩戴工作牌（有姓名、岗位、照片等内容）。

（4）严格执行药品分类管理制度，对发现药品质量问题详细记录并及时上报质量负责人。

（5）认真学习相关的法律法规及部门规章，遵守职业道德，恪尽职守。

7.处方调剂员岗位职责

（1）负责按照相关的法律法规及部门规章，对到店合格处方进行调剂，保证调剂药品质量。

（2）对质量有问题的药品暂停调剂，将问题药品隔离放在规定区域内，并及时上报质量负责人。

（3）负责对调剂相关的场所、调剂柜台、调剂设备、容器、工具等进行清洁卫生。

（4）认真学习相关的法律法规及部门规章，遵守职业道德，恪尽职守。

8.营业员岗位职责

（1）负责按照相关的法律法规及部门规章，正确销售店内药品及其他商品。

（2）营业时间须佩戴工作牌（有姓名、岗位、照片等内容），销售时应向顾客介绍药品用途、用法、用量、注意事项等内容，近效期药品需告知顾客有效期。

（3）负责对销售药品进行质量检查，将问题药品隔离放在规定区域内，暂停销售并及时上报质量负责人。

（4）负责营业场所，营业所用设施设备的清洁卫生工作，负责将药品按规定进行陈列摆放。

（5）确保营业秩序，做好售前、售中、售后的服务工作，对缺货商品进行登记，定期开展盘点工作。

（6）认真收集药品不良反应信息，并及时上报质量管理员。

（7）认真学习相关的法律法规及部门规章，遵守职业道德，恪尽职守。

9.收银员岗位职责

（1）严格执行相关法律法规及部门规章，负责店内商品的收银工作。负责销售商品的各项凭证及记录，配合完成销售情况及款项的查验、核对。

（2）负责顾客会员卡办理，对购买特殊制剂药品的顾客按规定要求其出示证件，做好记录，根据顾客要求依法依规开具发票。

（3）负责对收银相关设施设备进行日常清洁和维护工作。

（4）认真学习相关的法律法规及部门规章，不断提高业务水平，遵守职业道德，恪尽职守。

任务四　相关政策法规

药店在经营的全过程中，应根据所经营的品种范围不同，遵守相应的法律法规和部门规章。药店在经营过程中需遵守的各项法律法规及部门规章如下。

一、药品经营法律法规及其规章

1.《中华人民共和国药品管理法》 简称《药品管理法》，是为了加强药品管理，保证药品质量，保障公众用药安全和合法权益，保护和促进公众健康而制定的法律。1984年9月20日第六届全国人民代表大会常务委员会第七次会议通过，2001年2月28日第九届全国人民代表大会常务委员会第二十次会议第一次修订。后根据2013年12月28日第十二届全国人民代表大会常务委员会第六次会议《关于修改〈中华人民共和国海洋环境保护法〉等七部法律的决定》第一次修正，又根据2015年4月24日第十二届全国人民代表大会常务委员会第十四次会议《关于修改〈中华人民共和国药品管理法〉的决定》第二次修正，接着2019年8月26日第十三届全国人民代表大会常务委员会第十二次会议第二次修订，于2019年12月1日起施行。现行版为2019年修订版。

2.《中华人民共和国药品管理法实施条例》 简称《药品管理法实施条例》，是根据《中华人民共和国药品管理法》制定的。2002年8月4日中华人民共和国国务院令第360号公布，2002年9月15日起施行，后根据2016年2月6日《国务院关于修改部分行政法规的决定》第一次修订，又根据2019年3月2日《国务院关于修改部分行政法规的决定》进行了第二次修订。

3.《医疗用毒性药品管理办法》 本办法是为加强医疗用毒性药品的管理，防止中毒或死亡事故的发生，根据《药品管理法》的规定而制定。于1988年11月15日国务院第25次常务会议通过，自1988年12月27日起施行。

4.《麻醉药品和精神药品管理条例》 为加强麻醉药品和精神药品的管理，保证麻醉药品和精神药品的合法、安全、合理使用，防止流入非法渠道，根据药品管理法和其他有关法律规定制定的。于2005年7月26日国务院第100次常务会议通过，自2005年11月1日起施行，后根据2013年12月7日《国务院关于修改部分行政法规的决定》第一次修订，又根据2016年2月6日《国务院关于修改部分行政法规的决定》第二次修订。

5.《药品经营质量管理规范》 本规范是为加强药品经营质量管理，规范药品经营行为，保障人体用药安全、有效，根据《药品管理法》《药品管理法实施条例》制定的。本规范于2000年4月30日国家药品监督管理局局令第20号公布，2012年11月6日卫生部部务会议第一次修订，2015年5月18日国家食品药品监督管理总局局务会议第二次修订，根据2016年6月30日国家食品药品监督管理总局局务会议《关于修改〈药品经营质量管理规范〉的决定》进行修正。

6.《药品经营许可证管理办法》 本办法是为加强药品经营许可工作的监督管理，根据《药品管理法》《药品管理法实施条例》的有关规定制定的。本办法于2004年2月4日国家食品药品监督管理局令第6号公布，根据2017年11月7日国家食品药品监督管理总局局务会议《关于修改部分规章的决定》进行修正。

7.《药品流通监督管理办法》 本办法是为加强药品监督管理，规范药品流通秩序，保证药品质量，根据《药品管理法》《药品管理法实施条例》和有关法律、法规的规定制定的。于2006年12月8日经国家食品药品监督管理局局务会审议通过，自2007年5月1日起施行。

8.《处方药与非处方药分类管理办法（试行）》 本办法是为保障人民用药安全有效、使用方便，根据《中共中央、国务院关于卫生改革与发展的决定》而制定。于1999年6月18日国家药品监督管理局令第10号公布，自2000年1月1日起施行。

9.《药品不良反应报告和监测管理办法》 本办法是为加强药品的上市后监管，规范药品不良反应报告和监测，及时、有效控制药品风险，保障公众用药安全，依据《药品管理法》等有关法律法规而制定的。于2011年5月4日卫生部令第81号公布，自2011年7月1日起施行。

10.《反兴奋剂条例》 本条例为了防止在体育运动中使用兴奋剂，保护体育运动参加者的身心健康，维护体育竞赛的公平竞争，根据《中华人民共和国体育法》和其他有关法律而制定的。于2004年1月13日中华人民共和国国务院令第398号公布，根据2011年1月8日《国务院关于废止和修改部分行政法规的决定》第一次修订，根据2014年7月29日《国务院关于修改部分行政法规的决定》第二次修订，根据2018年9月18日《国务院关于修改部分行政法规的决定》第三次修订。

二、医疗器械相关法律法规及部门规章

1.《医疗器械监督管理条例》 为了保证医疗器械的安全、有效，保障人体健康和生命安全，促进医疗器械产业发展而制定了本条例。于2000年1月4日中华人民共和国国务院令第276号公布，2014年2月12日国务院第39次常务会议修订通过，根据2017年5月4日《国务院关于修改〈医疗器械监督管理条例〉的决定》修订，2020年12月21日国务院第119次常务会议修订通过，自2021年6月1日起施行。

2.《医疗器械经营监督管理办法》 本办法是为了加强医疗器械经营监督管理，规范医

疗器械经营活动，保证医疗器械安全、有效，根据《医疗器械监督管理条例》而制定的。于2022年3月10日国家市场监督管理总局令第54号公布，自2022年5月1日起施行。

3.《医疗器械网络销售监督管理办法》 本办法是为加强医疗器械网络销售和医疗器械网络交易服务监督管理，保障公众用械安全，根据《中华人民共和国网络安全法》《医疗器械监督管理条例》《互联网信息服务管理办法》等法律法规而制定的。于2017年12月20日国家食品药品监督管理总局令第38号公布，自2018年3月1日起施行。

4.《医疗器械召回管理办法》 本办法是为加强医疗器械监督管理，控制存在缺陷的医疗器械产品，消除医疗器械安全隐患，保证医疗器械的安全、有效，保障人体健康和生命安全，根据《医疗器械监督管理条例》而制定的。于2017年1月25日国家食品药品监督管理总局令第29号公布，自2017年5月1日起施行。

三、化妆品相关法律法规及部门规章

1.《化妆品监督管理条例》 本条例是为了规范化妆品生产经营活动，加强化妆品监督管理，保证化妆品质量安全，保障消费者健康，促进化妆品产业健康发展而制定的。于2020年1月3日国务院第77次常务会议通过，自2021年1月1日起施行。

2.《化妆品生产经营监督管理办法》 本办法是为了规范化妆品生产经营活动，加强化妆品监督管理，保证化妆品质量安全，根据《化妆品监督管理条例》而制定的。于2021年8月2日国家市场监督管理总局令第46号公布，自2022年1月1日起施行。

四、食品及其他相关法律法规及部门规章

1.《中华人民共和国食品安全法》 本法是为了保证食品安全，保障公众身体健康和生命安全制定的。于2009年2月28日第十一届全国人民代表大会常务委员会第七次会议通过，2015年4月24日第十二届全国人民代表大会常务委员会第十四次会议修订，根据2018年12月29日第十三届全国人民代表大会常务委员会第七次会议《关于修改〈中华人民共和国产品质量法〉等五部法律的决定》第一次修正，根据2021年4月29日第十三届全国人民代表大会常务委员会第二十八次会议《关于修改〈中华人民共和国道路交通安全法〉等八部法律的决定》第二次修正，自2015年10月1日起施行。

2.《中华人民共和国食品安全法实施条例》 本条例是根据《中华人民共和国食品安全法》而制定的。于2009年7月20日中华人民共和国国务院令第557号公布，根据2016年2月6日《国务院关于修改部分行政法规的决定》修订，2019年3月26日国务院第42次常务会议修订通过，自2019年12月1日起施行。

3.《国务院关于加强食品等产品安全监督管理的特别规定》 本规定是为了加强食品等

产品安全监督管理，进一步明确生产经营者、监督管理部门和地方人民政府的责任，加强各监督管理部门的协调、配合，保障人体健康和生命安全而制定的。于2007年7月25日国务院第186次常务会议通过，2007年7月26日中华人民共和国国务院令第503号公布，自公布之日起施行。

4.《中华人民共和国价格法》 本法是为了规范价格行为，发挥价格合理配置资源的作用，稳定市场价格总水平，保护消费者和经营者的合法权益，促进社会主义市场经济健康发展而制定的。于1997年12月29日第八届全国人民代表大会常务委员会第二十九次会议通过，自1998年5月1日起施行。

5.《消毒管理办法》 为了加强消毒管理，预防和控制感染性疾病的传播，保障人体健康，根据《中华人民共和国传染病防治法》及其实施办法的有关规定制定。于2002年3月28日卫生部令第27号公布，根据2016年1月19日《国家卫生计生委关于修改〈外国医师来华短期行医暂行管理办法〉等8件部门规章的决定》和2017年12月26日《国家卫生计生委关于修改〈新食品原料安全性审查管理办法〉等7件部门规章的决定》修订。

6.《消毒产品标签说明书管理规范》 本规范是为加强消毒产品标签和说明书的监督管理，根据《中华人民共和国传染病防治法》和《消毒管理办法》的有关规定而制定的。

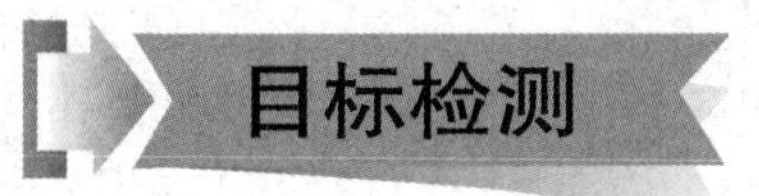

参考答案

本章小结

一、单项选择题

1. 核准零售药店《药品经营许可证》的机构是（　）

A. 国家药品监督管理部门　　B. 省级药品监督管理部门

C. 市级市场监督管理部门　　D. 县区级市场监督管理部门

2. 以下不属于开办药品经营企业的条件是（　）

A. 有依法经过资格认定的药师或者其他药学技术人员

B. 有与所经营药品相适应的营业场所、设备、仓储设施和卫生环境

C. 有与所经营药品相适应的质量检测仪器

D. 有保证药品质量的规章制度，并符合国务院药品监督管理部门制定的药品经营质量管理规范要求

3. 以下属于药品经营相关的法律是（　）

A.《中华人民共和国药品管理法》　　B.《中华人民共和国药品管理法实施条例》

C.《药品经营质量管理规范》　　D.《药品流通监督管理办法》

4. 对不合理处方应该拒绝调配、销售的人员是（　）

A. 企业负责人　　　　B. 质量负责人

C. 处方审核员　　　　D. 处方调剂员

5. 药品经营的品种应放在（　）

A. 经营场所　　　　B. 办公区域

C. 生活辅助区　　　　D. 以上都可以

二、简答题

申请药品经营许可证（零售）需要符合的条件有哪些？

项目二　职业素养

学习目标

通过本章内容学习，学生能够：

1.掌握职业道德的含义和基本要求，药师职业道德的基本原则；熟悉药学服务礼仪，药店卖场卫生要求；了解店员所需的沟通技巧。

2.学会按照法律法规要求开展零售药店经营服务。

3.培养恪守职业道德、注重服务礼仪、善用沟通技能、具备开展药学服务的职业素养。

情境导入

情境描述　王阿姨来到药店购买了两盒三七粉，付款后她问店员："三七粉有什么功效，服用有什么注意事项？"店员说："说明书上都有，回去慢慢看。"药店店员服务态度冷漠。王阿姨对店员的态度感到很不满，随后向店长投诉了该店员。

讨论　1.你觉得该店员的做法对吗？她的行为存在什么问题？

2.如果你是店长，你认为该如何规范店员的服务行为？

任务一　职业道德

一、职业道德的含义及基本要求

职业是指个人从事的服务于社会并作为主要生活来源的工作。个人通常要参与社会分工，通过专业知识和技能创造物质或精神财富，并获取合理报酬以作为主要生活来源。人们在职业活动中，应当遵循一定的职业行为准则和规范，这就是职业道德。职业道德涵盖了从业人员与服务对象、职业与职工、职业与职业之间的关系。这些行为准则体现了一定职业特征，也能调整一定的职业关系，具有职业性、实践性、继承性和多样性等特征。2019年10月中共中央、国务院印发了《新时代公民道德建设实施纲要》，其中明确指出："推动践行以爱岗敬业、诚实守信、办事公道、热情服务、奉献社会为主要内容的职业道德，鼓励人们在工作中做一个好建设者。"

1.爱岗敬业 是职业道德的基础，是指从业者要热爱自己的工作岗位，以恭敬、严肃的态度对待自己所从事的职业，尽职尽责地做好本职工作。

2.诚实守信 是指从业者在职业活动中应该实事求是、讲求信用、信守承诺。在药店从业的人员更应该严格遵守国家的法律、法规，遵守工作岗位的条例、纪律，诚实劳动、合法经营。

3.办事公道 是指在职业活动中，从业人员处理各种职业事务都要客观公正、公平公开。比如药店营业员对待不同的服务对象，要一视同仁、公道正派。

4.热情服务 是指从业人员在职业活动中要端正服务态度，热情地服务人民大众，改进服务措施，提高服务质量。

5.奉献社会 是社会主义职业道德的最高境界和最终目的。指从业者在职业活动中不要只计较个人得失，要把社会利益放在首位，自觉履行对社会的义务，积极为社会做贡献。

二、药师的职业道德

由于药师的服务对象是患者，药品又是特殊商品，药师工作首要要求是保证药品质量和药品安全、合理地使用，具有服务对象特殊性、工作技术性强、复杂性程度高等特点。由于药品的生产、经营、使用管理必须遵守法律、法规的规定，因此药师必须依法管药，严格按照法律、法规履行职责。这就对药师在职业活动中遵循的职业道德提出了更高的要求。

（一）药师职业道德的基本原则

药师职业道德是药师在依法开展药学服务实践过程中应遵循的根本指导原则，是一般职业道德在药学服务领域中的表现。

1.以病人健康为中心，保障药品安全有效 药品是一种特殊商品。保障药品安全有效才能保障社会公众的健康。药师需要以专业的知识、严谨的工作态度，保证药品安全有效，以治愈疾病和提高病人生活质量为目标，守护生命，促进健康。

2.救死扶伤，实行人道主义 人道主义的核心是尊重生命、维护健康、一视同仁、关心患者。药师应以解除痛苦，维护健康为己任，从各方面为患者提供优质的药学服务，把对个人生命的尊重，扩展到对社会群体健康的关怀。

3.恪尽职守，全心全意为公众健康服务 药师在具体的药学实践过程中应时刻以病人的利益为重，以广大人民的生命健康利益为重。以过硬的技术本领，保证人民的生命健康，真正做到全心全意为公众健康服务。

（二）执业药师的职业道德准则

2006年10月，中国执业药师协会发布了《中国执业药师职业道德准则》，2009年6月，中国执业药师协会对《中国执业药师职业道德准则》进行修订，具体内容如下。

1. 救死扶伤，不辱使命　执业药师应当将患者及公众的身体健康和生命安全放在首位，以我们的专业知识、技能和良知，尽心、尽职、尽责为患者及公众提供药品和药学服务。

2. 尊重患者，平等相待　执业药师应当尊重患者或消费者的价值观、知情权、自主权、隐私权，对待患者或消费者应不分年龄、性别、民族、信仰、职业、地位、贫富，一视同仁。

3. 依法执业，质量第一　执业药师应当遵守药品管理法律、法规，恪守职业道德，依法独立执业，确保药品质量和药学服务质量，科学指导用药，保证公众用药安全、有效、经济、适当。

4. 进德修业，珍视声誉　执业药师应当不断学习新知识、新技术，加强道德修养，提高专业水平和执业能力；知荣明耻，正直清廉，自觉抵制不道德行为和违法行为，努力维护职业声誉。

5. 尊重同仁，密切协作　执业药师应当与同仁和医护人员相互理解，相互信任，以诚相待，密切配合，建立和谐的工作关系，共同为药学事业的发展和人类的健康奉献力量。

三、《零售药店经营服务规范》中的职业道德要求

中华人民共和国商务部发布《零售药店经营服务规范》，于2012年12月1日起实施。《零售药店经营服务规范》中对人员的职业道德提出明确要求：①遵守国家法律法规、道德准则和执业职责；②维护消费者的合法权利及健康利益；③维护职业荣誉和尊严，科学、严谨地为消费者提供安全、有效、经济的药品和药学服务，避免任何对职业产生信任损害的行为和疏忽；④尊重和保护并不应随意泄露所获得的消费者个人信息及隐私；⑤零售药店不得要求执业药师在任何无法现场执业或判断的情况下工作，执业药师也应拒绝此行为。

任务二　服务礼仪

药学技术人员在工作中应通过言谈、举止、行为等向服务对象提供正确、标准的药学

服务，这就是药学服务礼仪。良好的药学服务礼仪能赢得顾客的好感、理解和信任，是药学技术人员必备的职业素养之一。

礼仪是指礼节和仪式，是人际交往的重要的行为规范。出自《诗经·小雅·楚茨》"为宾为客，献酬交错，礼仪卒度"，意思是"主客敬酒交互错杂，礼仪全都合法度"。

一、仪容、仪表、仪态

仪容即容貌，由面容、发式、手指以及人体其他未被服饰遮掩的肌肤、体味等构成。仪表即指人的外表，主要指服装、饰物等。仪态是指人在行为中的姿态和风度，如站姿、行姿、手势等。

《药品经营质量管理规范》中规定："在营业场所内，企业工作人员应当穿着整洁、卫生的工作服。"《零售药店经营服务规范》中也对零售药店人员仪容仪表有具体要求，包括：①仪表端庄、仪态大方、精神饱满、举止得体；②佩戴统一的标有姓名、职称、执业资格、职务和工号的胸卡，着装整洁统一，与行业服务特性相符；③礼貌待客，尊重不同地区、不同民族、不同国家消费者的风俗和生活习惯；④行为得体、规范，注重细节，杜绝不文明的行为。药店店员仪容、仪表、仪态的具体要求如表2–1所示。

表2–1 药店店员仪容、仪表、仪态的具体要求

项目		具体要求
仪容	面容	保持面部清洁、面带微笑、精神饱满；可适度化清新、自然的淡妆
	头发	保持干净整洁，梳理整齐，长短恰当，不染色发。女员工长发须盘发，男员工头发不过耳际、不盖衣领、不留奇异发型
	手指	保持干净，定期修剪，不涂有色指甲油
	身体	注重卫生、勤洗澡、勤漱口，没有汗臭、狐臭等异味
仪表	服装	穿着整洁、卫生的工作服，熨烫整齐
	饰物	上班时必须佩戴工牌，不佩戴夸张饰物，如耳环，手链、脚链等
仪态	站姿	抬头，挺胸、直腰、收腹，目光平视前方。两手交叠放在身前或自然下垂。女士两脚呈小的"V"字步或"T"字步，男士两腿可稍微分开，与肩同宽
	行姿	两腿直立不僵硬，步幅大小适中，步数自然舒缓，双肩平稳，两臂自然下垂摆动
	手势	介绍或引导方向时，上身稍前倾，以肘关节为轴，将一只手抬至一定高度，指向目标。手掌自然伸直，手指并拢，掌心略向内向上

二、药店店员文明服务用语

针对不同情景，药店店员应灵活应用文明服务用语，具体情况如表2–2所示。

表 2-2 不同情景下药店店员的服务要领和标准用语

情景	服务要领	标准用语
顾客进店	目光友善，面带微笑，主动向顾客问好，语气亲切开朗，态度诚恳	“您好！请问有什么可以帮到您的？”如果是熟客，可用客套用语，“李阿姨，您今天气色真好”
顾客需要协助	立即放下手头上的工作，礼貌询问顾客； 如顾客手持大量物品，要主动递上购物篮，或帮助顾客将货物拿到收银台	“您好！请问有什么可以帮到您”“您好，需要我帮忙吗？”“我帮您拿个购物篮装上吧。”
顾客不需要协助	面带微笑，不能因顾客不需要协助而出现失望的表情	“您请随便看看，有需要可以随时叫我。”
顾客需要某种药品	立即放下手头上的工作，主动替顾客拿取药品	“您需要N盒某某药是吗？请稍等一下，我这就给您拿。”“请稍等我马上就来。”
顾客所需药品缺货	首先向顾客道歉，接着帮助顾客调货； 如不能及时调货，应向顾客介绍其他类似产品； 如顾客仍希望购买先前药品，可查询后明确告知顾客下次到货时间，请顾客留下电话，到货后及时通知顾客	“我立即帮您组织调货，请您稍等。”“很抱歉，某某药现暂时缺货，但是下周一会到货，如果您需要的话，我先帮您登记一下信息。”“很抱歉，您需要的某某药刚好卖完了，药店还有一种同类产品，功效相同，疗效也不错，我给您介绍一下，好吗”

任务三 卫生要求

药店卖场环境直接影响企业和门店的视觉形象，为顾客创造一个整洁卫生的购买环境，是药店经营的必备要求。

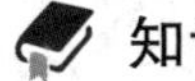
知识链接

药店经营卫生

《药品经营质量管理规范》第一百三十二条规定：“在药品储存、陈列等区域不得存放与经营活动无关的物品及私人用品，在工作区域内不得有影响药品质量和安全的行为。”《药品经营质量管理规范实施细则》第六十一条规定：“药品零售企业和零售连锁门店的营业场所应宽敞、整洁，营业用货架、柜台齐备，销售柜组标志醒目。”《零售药店经营服务规范》中要求，零售药店的营业场所应保持整洁、卫生，营业环境应符合相应的卫生标准，各种设备、设施保持清洁。

一、药店卖场卫生清洁范围

药店清洁区域包括经营区、办公区、休息区、洗手间等。具体卖场的清洁范围包括药店入口、招牌、橱窗、门帘、墙面、天花板、地面、柜台、货架、药品及设备设施等。为保证卫生区域落实到人，一般各药店由店长负责划定卫生区域责任人，负责区域内卫生清洁工作。

二、药店卖场卫生清洁要求

一般大部分药店每周选定固定时间开展大扫除，对门店进行彻底清洁，但柜台、货架、商品等应随时保持整洁、无尘、无污物，打粉机、切片机等设施设备应在每次使用后立即清洁。药店卖场清洁卫生检查情况，要按照药品经营质量管理规范（good supplying practice，GSP）要求及时填写检查结果，发现存在问题，应立即通知负责人并进行整改。药店卖场卫生具体清洁要求如表2-3所示。

表 2-3　药店卖场卫生具体清洁要求

清洁范围	清洁要求
周围环境	门前卫生区域应每天清扫，随时保持无垃圾、无积水、无障碍物；雨雪天在入口处放置存伞用具，放置"小心地滑"指示牌
招牌、橱窗	随时保持整洁、明亮，无灰尘；橱窗内无杂物堆放；每周应彻底清洁一次
门帘	每周清理一次，确保无灰尘、无污物
天花板、墙面	每周清理一次，确保无蛛网、无灰尘、无污物、无霉斑、无渗漏
地面	每天清洁，随时保持无垃圾、无积水、无污渍、无卫生死角；保持指示、路标、地贴等清洁、完好
柜台、货架	每周清理一次，随时保持台面整洁，无灰尘、无污渍，无不符合要求的广告标识，卡条整洁、价格标签准确；玻璃台无手印；中药柜用干布擦拭（不得用湿布），以免板材膨胀变形
商品	每周用毛巾清理1~2次，随时保持无灰尘、无污染、摆放整齐、清洁卫生
设施设备	冷藏柜每月清理一次，断电进行除冰操作，用软布全面擦拭；煎药机、打粉机、切片机等机械设备在每次使用后应立即清洁，若无所用则每日清洁

任务四　沟通技能

沟通是人与人之间、人与群体之间思想与感情的传递与反馈过程，药店店员与顾客之间良好的沟通，一方面有助于店员获取顾客的相关信息，并通过专业知识针对性地解决顾客在药物治疗中的问题；另一方面有助于建立信任，使顾客更好地获得用药指导的信息，提高药物治疗的依从性、安全性和有效性。

一、药店店员的沟通能力

1. 交际能力　药店店员每天和顾客打交道，良好的交际能力是店员的必备素质。培养交际能力，要求药店店员在待客过程中应热情待客、真诚待客、宽厚待客。

热情待客，要求店员应该热情主动地接待顾客，促进销售，主动处理销售异议，而不是被动等待成交时机或被动等待顾客的指责。真诚待客，要求店员实事求是地介绍药品的疗效、副作用和使用注意等信息，不夸大或隐瞒，如果顾客对药品有错误的认识，店员应善意地指出。宽厚待客，要求店员在面对某些顾客的刁难和不友好行为时，应在坚持原则的基础上，不斤斤计较，继续以热情和真诚的态度对待顾客。

2.表达能力　药店店员在工作中，常常需要详细向顾客介绍药品的功能主治、用法用量、不良反应等信息，这就要求店员需要具有良好的语言表达能力，表达时应准确、简洁、清晰且通俗易懂。

药店店员和顾客交谈时，应主要围绕药品交谈，以顾客的需求或疑虑为中心，准确介绍药品信息，解答顾客疑虑，避免谈及私人事务扰乱顾客的思路；同时表达应简洁明了、重点突出、逻辑分明、通俗易懂，尽量避免使用顾客难以理解的专业术语，以免招致顾客反感。

同时药店店员在工作中也常常会遇到某些突发事件，此时店员应快速准确地分析问题，沉着冷静地处理问题，挽救可能出现的失误，短时间内使工作恢复正常。如遇到收款机等设备出现故障时，应首先向顾客致歉，维持好秩序，同时有条不紊地迅速解决问题。

二、不同年龄顾客沟通技巧

1.青年顾客　青年顾客对价格的敏感度相对较低，对药品的质量和服务的专业性要求较高，同时也更关注便利性。其购买具有明显的冲动性，易受外部因素影响，所以要重点介绍所推销药品与其他产品相比的特殊优点，来促进成交。

2.中年顾客　中年顾客大多属于有计划性的理性购买，购买时比较有主见，不易受外部因素影响，更关于商品质量的稳定性和便利性。所以药店店员要以诚恳、自信的态度提供专业服务，来打动顾客。

3.老年顾客　老年顾客不易尝试新品，比较忠实于常用药品，对价格较敏感，同时也十分关注服务人员的态度。因此店员要耐心、细心地对待老年顾客，让顾客充分感受到重视。

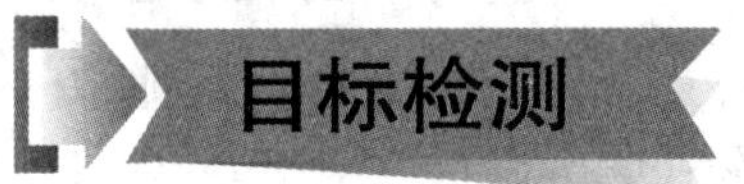

参考答案

本章小结

单项选择题

1.药师的宗旨是（　　）

A.以人为本，全力维护人民健康　　B.关爱人民健康，药师在您身边

C.实事求是，忠于科学　　D.廉洁自律，诚实守信

2.（　　）是指一个人呈现出来的姿势和风度

A.仪容　　B.仪表

C.仪态　　D.仪式

3. 执业药师应当尊重患者或消费者的价值观、知情权、自主权、隐私权，对待患者或消费者应不分年龄、性别、民族、信仰、职业、地位、贫富，一视同仁。体现了执业药师职业道德准则中的（ ）

A. 救死扶伤，不辱使命　　B. 尊重患者，平等相待

C. 依法执业，质量第一　　D. 进德修业，珍视声誉

4. 下列对药店员工仪容仪表要求不正确的是（ ）

A. 头发勤修剪，梳理整齐，保持干净，不染发

B. 上班时间无须佩戴工作牌

C. 上班时应按照规范穿着公司统一定做的衣服

D. 为顾客服务时言谈文雅、举止大方、态度热情

5. 未体现药学服务礼仪的是（ ）

A. 双手递药品给顾客　　B. 自顾手里的工作，不理睬顾客

C. 热情招呼顾客　　D. 主动向顾客道别

6. 正确处理医药人员自身与服务对象的关系时，应谨记（ ）

A. 以个人利益为重　　B. 以服务对象的利益为重

C. 只提供用药咨询　　D. 不考虑药品质量

7. 药店店员对顾客不斤斤计较，一切为顾客着想，从顾客的根本利益出发，保证顾客用药合理经济，体现药店店员（ ）

A. 宽厚待客　　B. 专业严谨

C. 待客热情　　D. 兑现承诺

8. 指药店店员在遇到意想不到的情况时，能在不利的形势下扭转局势，或遇到突发事件时处惊不乱，果断地挽救可能出现的失误的一种能力是（ ）

A. 交际能力　　B. 表达能力

C. 倾听能力　　D. 应变能力

9. 药店员工形象是（ ）的代表

A. 企业形象　　B. 企业文化

C. 企业资质　　D. 企业信誉

10.《零售药店经营服务规范》服务要求，提倡零售药店设置夜间服务窗口，实现（ ）药品供应，以满足广大消费者的需求

A. 8小时　　B. 12小时

C. 16小时　　D. 24小时

项目三　品类管理

学习目标

通过本章内容学习，学生能够：

1. 掌握零售药店的药品分类，参茸、营养素、医疗器械三个品类的基础知识；熟悉品类管理的定义和意义；了解品类管理的流程。

2. 学会对零售药店的药品进行分类。

3. 培养遵纪守法、依法从业的职业素养和严谨细致的工作作风。

情境导入

情境描述　小王利用假期对市区内多家药店进行调研，发现有些开在医院附近的药店陈列的处方药特别多，开在社区附近的药店陈列的保健品特别多，夏天药店陈列了大量的防暑解暑产品，冬天则陈列大量的滋补养生产品。

讨论　1. 药店的经营位置、不同的季节会影响药店经营的药品品种吗？

2. 药店应如何进行品类规划呢？

任务一　认识品类管理

一、品类管理的定义

零售药店经营大量的药品品种，以满足不同顾客群体的需求，因此零售药店的管理者需要有较强的品类管理能力。

药店的品类管理是指，药店将经营的商品按照不同原则细分为不同的类别，针对每个类别单元进行精细化管理。品类管理需要以数据为基础，因此通常需要开展消费者调研，根据调研结果完善产品供应链，并对企业的经营策略和经营活动进行精细化管理。

二、品类管理的意义

1. 降低成本 通过品类管理，药店管理者可以对产品供应链进行完善，根据品类的具体销售情况制订策略。通过与供应商深度合作，优化采购渠道，科学控制库存，降低供应链成本，扩大利润空间。

2. 提高利润 通过品类管理的数据分析，药店管理者可以针对消费者需求有目的地进行商品组合、优化品类结构、开展差异化品种经营，提升门店的销售业绩和利润。

三、品类管理的流程

品类管理流程如下（图3-1）。

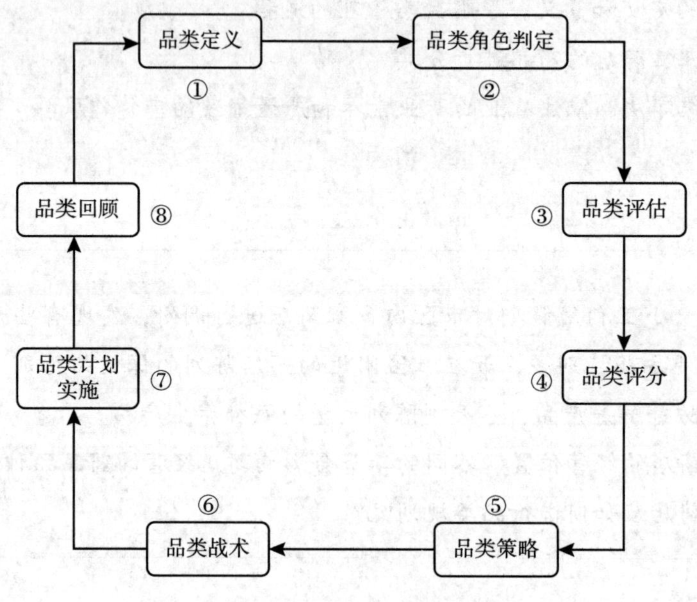

图 3-1 品类管理流程图

1. 品类定义 是指为了更有效地满足消费者需求，将商品根据属性、消费特性和相关性进行品类划分，并进行文字定义。

2. 品类角色判定 从对消费者的意义及对药店利润的贡献等角度，对品类角色进行判定，以此来决定对该品类资源的分配。

3. 品类评估 从品类的财务指标、发展趋势、消费者满意度等方面对品类进行评估。

4. 品类评分 根据品类评估内容设置指标制订品类评分表，得出量化评估结果，为后续的策略制订提供数据支撑。

5. 品类策略 制订策略，使品类达到增加销量、提高客单价、提升形象等某种具体目标。

6.品类战术　采取具体行动来落实品类策略，常见措施有：重点陈列、商品组合、促销活动等。

7.品类计划实施　通过各部门的协作配合，将品类管理的具体策略和战术付诸实践。

8.品类回顾　对本阶段品类管理的整体情况进行回顾，分析成果与目标之间的差距，为下一阶段的品类管理提供策略支持。

任务二　零售药店的药品分类

根据经营和管理的要求，零售药店的药品可以分为多个类别，目前常用的分类主要包括以下三种。

1.按药品用途和功能分类　按药品用途和功能分类是大部分药店采用的分类方法。比如将药店经营的产品分为：处方药、非处方药、中药饮片、参茸、汤料、保健食品、医疗器械、美容个护等。每个类别还可以继续细分，如分为心脑血管用药、消化系统用药、呼吸系统用药、抗过敏用药、五官科用药、妇科用药等。

这种分类方法一方面可以直观地让管理者清楚整个卖场的分布，以及各类产品的销售份额占比，另一方面也能精准地指导店员快速找到药品所在之处，满足顾客需求。比如消费者想买一个血压计，店员可以快速在医疗器械区找到；消费者想买眼药水，店员可以直接引导顾客到五官科用药区。

2.按销售贡献分类　按销售贡献分类可分为A类、B类、C类、D类。A类商品为药店主要推荐品种，B类商品为药店次要推荐品种，C类商品是指一般常规品种，D类是淘汰品种。

3.按管理需求分类　按管理需求分类可以分为战略性品类、目标性品类、常规品类、季节性品类、便利性品类如表3–1所示。

表3–1　零售药店的药品按管理需求分类

分类	特点
战略性品类	指本店战略合作品种，具有供应链成熟、采购成本或供应商广告、物料投入等独特优势，具有高需求、高毛利等特点，多为A类商品
目标性品类	指销售额大、毛利高的品种，多为A类或B类商品，应保证库存充足，且陈列在卖场显眼位置
常规品类	为满足顾客用药需求、常备的品种，多为C类商品，一般库存2~3盒，摆放在货架中下位置
季节性品类	需求具有明显的季节性特点，如夏季的藿香正气口服液、金银花露等防暑解暑用品，冬季的暖贴类商品
便利性品类	如在妇幼保健院附近的药店常备纸尿裤、隔尿垫等商品，这类商品为顾客提供的便利性远超其本身价值，主要目的是方便顾客

4. 按储存条件分类 药品还可以按照储存条件分为常温、阴凉、冷藏等类别。

任务三 参茸专业知识

在药店品类管理中，参茸是指价值较高，具有滋补、养生、强筋骨等功效，以人参、鹿茸为代表的各种名贵稀有中药。药店常见的参茸品种及其功效如下。

1. 人参 本品为五加科植物人参的干燥根和根茎。栽培的俗称“园参”；播种在山林野生状态下自然生长的称“林下山参”，习称“籽海”。

人参味甘、微苦，微温。归脾、肺、心、肾经。可大补元气，复脉固脱，补脾益肺，生津养血，安神益智。常用于气虚欲脱，脉微欲绝，肺气虚，脾气虚，气血亏虚之心神不宁，热病气虚津伤口渴及消渴等。

2. 西洋参 本品为五加科植物西洋参的干燥根。均系栽培品，秋季采挖、洗净、晒干或低温干燥。

西洋参味甘、微苦，性凉，归心、肺、肾经。可补气养阴，清热生津。常用于气虚阴亏，内热，虚热烦倦，消渴，及阴虚火旺之喘咳痰血。

3. 鹿茸 本品为鹿科动物梅花鹿或马鹿的雄鹿未骨化密生茸毛的幼角。前者习称“花鹿茸”，后者习称“马鹿茸”。夏、秋二季锯取鹿茸，经加工后，阴干或烘干。

鹿茸味甘、咸、性温，归肾、肝经。可壮肾阳，益精血，强筋骨，调冲任，托疮毒。常用于肾阳不足、精血亏虚诸证，肝肾不足，筋骨痿软，崩漏带下，疮疡久溃不敛或阴疽内陷不起。

4. 海马 本品为海龙科动物线纹海马、刺海马、大海马、三斑海马或小海马（海蛆）的干燥体。夏、秋二季捕捞，洗净，晒干；或除去皮膜和内脏，晒干。

海马味甘、咸，性温，归肝、肾经。可温肾壮阳，散结消肿。常用于肾虚阳痿，癥瘕积聚，跌扑损伤。

5. 蛤蚧 本品为壁虎科动物蛤蚧的干燥体。全年均可捕捉，除去内脏，拭净，用竹片撑开，使全体扁平顺直，低温干燥。

蛤蚧味咸，性平，归肺、肾经。可补肺益肾，纳气定喘，助阳益精。常用于肺肾两虚、肾不纳气之虚喘久咳，阳痿，遗精。

6. 灵芝 本品为多孔菌科真菌赤芝或紫芝的干燥子实体。全年采收，除去杂质，阴干或在40~50℃烘干。

灵芝味甘，性平，归心、肺、肝、肾经。可补气安神，止咳平喘。常用于心神不宁，失眠，惊悸，咳喘痰多，不思饮食。

7.三七 本品又名田七，为五加科植物三七的干燥根和根茎。秋季花开前采挖，洗净，分开主根、支根及根茎，干燥。支根习称“筋条”，根茎习称“剪口”。

三七味甘、微苦，性温，归肝、胃经。可散瘀止血，消肿定痛。常用于跌打损伤，瘀肿疼痛及各种出血证，如咯血、吐血、衄血、便血、崩漏、外伤出血。

8.天麻 本品为兰科植物天麻的干燥块茎。立冬后至次年清明前采挖，立即洗净，蒸透，敞开低温干燥。春季4~5月间采挖为“春麻”；立冬前9~10月间采挖的为“冬麻”，质量较好。以个大、肥厚、色黄白、质坚实、无空心者为佳。

天麻性平，味甘，归肝经。可息风止痉，平抑肝阳，祛风通络。常用于肝风内动，肝阳上亢，风湿痹痛。

9.石斛 本品为兰科植物金钗石斛、霍山石斛、鼓槌石斛或流苏石斛的栽培品及其同属植物近似种的新鲜或干燥茎。全年均可采收，鲜用者除去根和泥沙；干用者采收后，除去杂质，用开水略烫或烘软，再边搓边烘晒，至叶鞘搓净，干燥。

石斛味甘，微寒，归胃、肾经。可益胃生津，滋阴清热。常用于胃阴虚证及热病伤津证、胃阴不足。

10.羚羊角 本品为牛科动物赛加羚羊的角。猎取后锯取其角，晒干。

羚羊角味咸，性寒，归肝、心经。可平肝息风，清肝明目，散血解毒。常用于肝风内动，肝阳上亢，目赤翳障，温毒发斑，痈肿疮毒。

11.阿胶 本品为马科动物驴的干燥皮或鲜皮经煎煮、浓缩制成的固体胶。

阿胶味甘，性平，归肺、肝、肾经。可补血滋阴，润燥，止血。常用于血虚诸证，尤宜于出血致血虚者，可用于多种出血证，心烦不眠、肺阴虚咳等。

任务四 营养素专业知识

营养素是指为维持机体繁殖、生长发育和生存等生命活动所必需的物质，一般可分为蛋白质、脂类、碳水化合物、矿物质、维生素、水和膳食纤维。如果人体缺少某种营养素达一定程度，可能会导致亚健康甚至导致疾病。

某些营养素因为不能在体内合成，必须从食物中获得，这些营养素称为“必需营养素”。药店经营的品种大部分为“必需营养素”。在药店管理中，营养素常作为关联销售中的辅助用药进行推荐。药店管理中常见营养素及其功效如表3-2所示。

表 3-2 药店管理中常见营养素及其作用

营养素	作用
维生素C	抗氧化，增强免疫力，改善过敏体质，促进铁元素吸收等
B族维生素	参与糖、脂肪、蛋白质代谢，可促进食物的消化和吸收，改善血液循环、降低血脂
维生素E	抗氧化，清除自由基，增强机体免疫力，改善循环系统
复合维生素	补充体内各类维生素
葡萄籽片	抗氧化，清除自由基，调节血管、改善血压、血脂以及血尿酸的水平
芦荟大豆膳食纤维	改善胃肠道功能、润肠通便
螺旋藻	增强人体免疫力，降低血压，降血脂，增加血管壁弹性；富含膳食纤维，促进肠道蠕动，促进消化道上皮细胞修复和再生
蛋白质粉	优质蛋白，有利于防止热量过剩和脂肪合成增加，降低血脂与胆固醇，增加人体免疫力，促进溃疡面愈合，保护胃黏膜
破壁灵芝孢子粉	提高免疫力，能增强肝脏解毒功能
卵磷脂	加速油脂分解，减少过氧化脂类在血管壁的沉积，调节血脂代谢，防止心血管系统疾病的发生，保护肝细胞
益生菌	维持肠内微生态平衡，改善便秘、腹泻以及消化不良的症状
深海鱼油	含丰富不饱和脂肪酸，有效调节血压、血脂，保持血液畅通，保护心血管
铁、钙、锌	增强骨骼，促红细胞及血红蛋白形成，促进生长发育
苦瓜甙软胶囊	可生津消渴、活血通络，降低血糖，预防糖尿病并发症

任务五　医疗器械专业知识

一、医疗器械的定义和分类

医疗器械是指直接或者间接用于人体的仪器、设备、器具、体外诊断试剂及校准物、材料以及其他类似或者相关的物品，包括所需要的计算机软件。

国家对医疗器械按照风险程序实行分类管理。

第一类是风险程度低，实行常规管理可以保证其安全、有效的医疗器械。如外科用手术器械（手术刀柄和刀片等）、听诊器（无电能）、透气胶带、创可贴等。

第二类是具有中度风险，需要严格控制管理以保证其安全、有效的医疗器械。如血压计、体温计、心电图机、（中医用）针灸针、助听器、睡眠监护系统软件等。

第三类是具有较高风险，需要采取特别措施严格控制管理以保证其安全、有效的医疗器械。如心脏起搏器、体外反搏装置、微波手术刀、医用磁共振成像设备、植入器材、植入式人工器官、血管支架、一次性使用输液器等。

二、医疗器械经营与使用管理

1. 医疗器械经营分类管理要求　按照医疗器械风险程度，医疗器械经营实施分类管理。经营第三类医疗器械实行许可管理，经营第二类医疗器械实行备案管理，经营第一类医疗器械不需要许可和备案。

2. 医疗器械经营许可证管理要求　医疗器械经营许可证有效期为5年，载明许可证编号、企业名称、统一社会信用代码、法定代表人、企业负责人、住所、经营场所、经营方式、经营范围、库房地址、发证部门、发证日期和有效期限等事项。医疗器械经营许可证有效期届满需要延续的，医疗器械经营企业应当在有效期届满前90个工作日至30个工作日期间提出延续申请。逾期未提出延续申请的，不再受理其延续申请。

医疗器械经营许可证由国家药品监督管理局统一样式，由设区的市级负责药品监督管理的部门印制。

从事第二类医疗器械经营的，经营企业应当向所在地设区的市级负责药品监督管理的部门备案，并提交符合规定的资料，即完成经营备案，获取经营备案编号。

3. 经营质量管理的基本要求　《医疗器械经营监督管理办法》中对经营质量管理的规定如下。

（1）从事医疗器械经营，应当按照法律法规和医疗器械经营质量管理规范的要求，建立覆盖采购、验收、贮存、销售、运输、售后服务等全过程的质量管理制度和质量控制措施，并做好相关记录，保证经营条件和经营活动持续符合要求。

（2）医疗器械经营企业应当建立进货查验记录制度。进货查验记录应当保存至医疗器械有效期满后2年；没有有效期的，不得少于5年。植入类医疗器械进货查验记录应当永久保存。

（3）从事第二类、第三类医疗器械批发业务以及第三类医疗器械零售业务的经营企业应当建立销售记录制度。销售记录应当保存至医疗器械有效期满后2年；没有有效期的，不得少于5年。植入类医疗器械销售记录应当永久保存。

三、药店常见的医疗器械经营品种

药店经营的医疗器械多为第一类和第二类，风险较低，完成经营备案后即可经营。

在药店医疗器械品类管理中，温度计、血压计、血糖仪等一般归为检测器械；口罩、手套、创可贴、棉签、绷带等归为家庭常用器械；避孕套、早早孕检测试纸等属于计生用品；轮椅、助行器等属于辅助器械；雾化机、制氧机等属于物理治疗设备。

目标检测

参考答案

本章小结

不定项选择题

1.药店品类管理中，哪几项属于按照药品功能分类（ ）

A.处方药　　B.常温商品

C.医疗器械　　D.A类商品

2.人参的功效为（ ）

A.止血强心，散瘀生新，消肿定痛

B.补血滋阴，润燥

C.复脉固脱，补脾益肺，生津养血，安神益智

D.平肝息风止痉

3.三七的功效为（ ）

A.补肾益肺，止血化痰　　B.平肝息风止痉

C.散瘀止血，消肿定痛　　D.养阴清热，益胃生津

4.冠心病推荐的营养素是（ ）

A.蛋白质粉　　B.钙+维生素D

C.卵磷脂　　D.维生素E

5.血压计属于第（ ）医疗器械

A.一类　　B.二类

C.三类　　D.四类

项目四　药店布局

学习目标

通过本章内容学习，学生能够：

1. 掌握药店分区管理、药店的设施与设备管理；熟悉药店的货架布局及流动线设计；了解药店环境管理。

2. 学会对药店的空间布局、陈列货架进行布置规划，学会对药店经营所需的设施与设备进行管理。

3. 培养依法从业的职业素养，以及严谨、负责的工作作风。

情境导入

情境描述　小王正在筹备开办一家药店，他不知应该如何布置有限的门店空间，应该如何安排众多的货架，应该如何陈列药品。他也不知道药店经营需要配备哪些设施与设备。现请你协助他完成药店布局设计的任务。

讨论　1. 有限的门店空间应如何进行分区管理？

2. 经营药店需要配备哪些必要的设施与设备呢？

任务一　布局设计

药店的布局设计需要在符合GSP规定的基础上，科学、合理地开展药店布局设计。科学、合理的药店布局，一方面可以提高营业设施的使用率，给店员工作提供便利；另一方面可以为顾客提供舒适的购物环境，激发顾客的购买欲，提高药店的经济效益。

一、药店的分区管理

《药品经营质量管理规范》规定："企业的营业场所应当与其药品经营范围、经营规模相适应，并与药品储存、办公、生活辅助及其他区域分开。”因此，药店空间一般要划分成经营区、办公区和生活区这三个基本空间，具体各区的作用和特点如表4–1所示。

表4–1　药店空间各区域及其特点

药店分区	特点	
经营区	主要由商品陈列展示区、收银区、服务区构成，占药店面积的绝大部分。应宽敞、明亮、整洁、卫生，不得存放与经营无关物品，并与办公、生活等区域分开	
	商品陈列展示区	放置货架、柜台、阴凉柜、冷藏柜、促销车等设施展示商品。可划分为以下2个区。 ①药品展示区：可根据药品的储存条件和药品类别陈列、存放、展示药品，各类均需要有醒目的专用标识 ②非药品展示区：陈列、存放、展示非药品，如医疗器械等
	收银区	一般设置在靠近出口位置，配备收银机、各类支付设备等，可供收银员进行收款工作
	服务区	可供药师为顾客提供药学咨询与用药指导等服务，配备有桌、椅及工具书等
办公区	放置经营办公需要的资料和设施	
生活区	员工存放个人物品、更衣、用餐场所，可设有相应设施，应整洁卫生	

二、货架布局及流动线设计

药店面积的绝大部分应划分为经营区，经营区需要摆放大量货架来展示商品。为适应不同类商品的陈列摆放要求，货架有不同的构造形式和规格，但总体要求应实用、牢固、灵便，以便于营业操作，及消费者参观、选购。

考虑到人体高度、视觉范围和视觉规律，放置在店堂中间的货架高度一般为1.5m左右，紧靠墙壁放置的货架可略高，一般为1.6~2.2m。同时靠墙货架前可设置柜台，与靠墙货架共同组合形成封闭的经营空间，用于陈列非开架自选的处方药或者贵重药品等。柜台高度一般为80cm。

（一）货架布局

药店经营区是消费者选购商品的区域，应占药店面积的绝大部分。为了尽量高效利用经营空间，同时便于员工工作，提高工作效率，需要对货架、柜台等商品展示设施合理布局，将营业场所进行科学地分割。

常见的货架布局类型如表4–2所示。

表4–2　药店常见的货架布局类型及其特点

布局类型	布局方式	特点
格子式布局	①传统的布局形式，货架与通道成长方形分段安排。利用货架和柜台的布局隔断处方药和非处方药展示区，将各类药品按功能划分形成不同区域 ②药店的格子式布局可将营业场所四周的货架封闭（用于陈列处方药），店堂中间货架开放（用于陈列OTC、保健品等允许开架自选的商品）	可充分利用卖场空间；易于选用标准化货架，节省成本

续表

布局类型	布局方式	特点
岛屿式布局	将营业场所布置成岛屿形式，各岛屿之间各不相连，在岛屿中间设置货架陈列药品	变化更加丰富，增加消费者购物的兴趣；可采用不同形状的设计，装饰、美化营业场所；可引入各种品牌专卖柜，形成“店中店”形式
自由流动式布局	将格子式和岛屿式布局有机结合，药店四周设计成封闭性的壁架和柜台，中间设计成开放性的货架或展柜等，将药品最大限度地展现给顾客	布局灵活，形成轻松融洽的卖场气氛，方便于顾客自由观看，激发顾客购买欲

（二）流动线设计

顾客流动线，是指顾客在店内的流动路线，也称“客导线”，实质上就是药店通道。其中顾客从店门进入店内的通道称为主通道，是顾客流动的主线。通过货架布局可以设计药店主、副通道，引导顾客按设计的流动线参观、浏览药店的陈列位。

流动线要求笔直、平坦、开放、畅通、便于出入、走动舒适，避免出现死角和盲点。设计通道时，要根据药店营销目标和药品陈列布局安排主、副通道，可将药品陈列线连续延展开来，以增强药品存在感，尽可能让顾客多接触药品，在店内停留更长时间，最终促进购买。

设计通道时，主通道的宽度要明显大于副通道，一般大中型药店主通道宽度在2m以上，副通道宽度1.2~1.5m。出入口处一般有收银台，通道宽度需在2m以上，以免显得门面局促、入口拥挤，造成混乱。

结合以上原则，通道可分为以下几种类型如表4–3所示。

表 4–3　药店常见流动线设计类型及其特点

类型	特点
直线式通道	一般以药店入口为起点，收银台为终点。顾客依照货架、柜台排列的方向购物，可充分浏览药品陈列，路线单向不回头
斜线式通道	货架、柜台和通道呈菱形分段布局。顾客流动不受拘束，可浏览更多商品，但不如直线式能充分利用药店面积
曲线式通道	任意布置柜台，设置不规则通道，以便于打造轻松的购物气氛。顾客可以四处浏览，随意购买，但场地面积浪费较大，适宜经营面积较大的药店
“回”字形通道	通道布局为圆形或椭圆形。顾客进店后沿“回”字形依次浏览、购买药品，环绕整个药店
“口”字形通道	在店堂内放置货架摆放成“口”字形，有利于顾客在店内回游、浏览，有利于增加购买机会。适用于中小规模的药店

任务二　药店的设施与设备管理

《药品经营质量管理规范》规定："营业场所应当具有相应设施或者采取其他有效措施，避免药品受室外环境的影响，并做到宽敞、明亮、整洁、卫生。"

因此，与经营范围相适应的设施和设备，是药店营业必须配备的。根据《药品经营质量管理规范》第一百四十五条，营业场所应当有以下营业设备。

（1）货架和柜台。

（2）监测、调控温度的设备。

（3）经营中药饮片的，有存放饮片和处方调配的设备。

（4）经营冷藏药品的，有专用冷藏设备。

（5）经营第二类精神药品、毒性中药品种和罂粟壳的，有符合安全规定的专用存放设备。

（6）药品拆零销售所需的调配工具、包装用品。

对GSP没有严格要求的便民类设施设备，有条件的药店也应尽量配备。药店营业场所常见的设施设备及其作用如表4–4所示。

表 4–4　药店营业场所常见的设施设备

作用	种类
药品陈列、储存	货架、柜台、堆头、花车、冷藏柜、阴凉柜、冰箱等
温湿度监测、调控设备	温湿度计、空调、除湿器、通风机等
中药饮片类	中药柜、计量衡器、调配工具、粉碎机、煎药机等
收银设备	收银机、电脑
防虫防鼠	百叶窗、纱窗、纱网、灭蝇灯、挡鼠板、捕鼠夹、捕鼠笼等
消防设备	灭火器、消防桶、紧急照明、标识标语等
防盗设备	防盗门（窗）、防盗锁、监控设施等
多媒体类	打印机、信息显示屏等
便民服务	购物篮、推车、休息桌椅、饮水机、体重秤、血压计、血糖仪、信息宣传栏等

知识链接

中药柜的使用保养

中药柜用于存放中药饮片，化学物品勿存放在中药柜内，以免板材变色和金属件受到腐蚀。

中药柜要保持干燥，以免板材膨胀变形，可以常用干布擦拭，避免放入湿物。

中药柜上层的承载力一般不如下层，所以质地较轻的饮片（如花、藤、草类）放上层，质地沉重的饮片（如矿石类、贝壳类）放下层。

任务三　药店环境管理

药店除了要科学合理地分区和进行货架布局外，还需要合理运用和搭配色彩、照明、音乐、气味，从视觉、听觉、嗅觉等角度共同为顾客营造一个心旷神怡、温馨舒适的购物环境。

一、色彩

重点在对天花板、墙壁、地板、陈列架等进行色彩处理，突显药品的特色，同时要搭配均衡协调，让顾客感到舒适、轻松。

色彩运用时，要先选定一个主色调，再顺延这一主色调进行色彩的拓展，并可随季节、气候特点做相应的变化。如果药店面积较小，则不宜使用太多色彩种类，如果药店面积较大或有多楼层，则可视药品、楼层的不同而采用不同的色彩。

二、照明

由于自然光源常受天气和采光影响，不能满足营业场所需要，所以药店还需要增加人工照明。一般可分为基本照明、特殊照明和装饰照明如表4–5所示。

表 4–5　药店常见照明分类和特点

分类	用途	特点
基本照明	保持店堂内的能见度	纯白双管日光灯、吸顶灯等，安装在购物通道的上方，灯管的排列走向与货架排列一致，范围应覆盖整个经营场所，照度均匀
特殊照明	突出药品颜色、质地和品质，增加吸引力	聚光灯、彩色灯等，一般安装在药品陈列橱柜、重点陈列品和重点展示区
装饰照明	营造环境氛围，吸引注意	针对橱窗、招牌，利用霓虹灯、电子显示屏或旋转灯等装饰

三、音乐

药店可以采用适宜的背景音乐，一般以轻音乐为主，营造轻松愉快的氛围，吸引顾客注意，促进商品销售。音乐的选择应依时段不同做不同的搭配，并且音乐的节奏和音量要适宜。

四、气味

气味也是药店环境管理的重要的一环。如中药材的药味在空气中飘散，能让顾客闻到阵阵药香，给顾客带来愉悦的心情。但如有霉味、烟味、装修异味等，就会令人不愉快，此时可通过通风设备、空气净化器或芳香剂来消除异味。

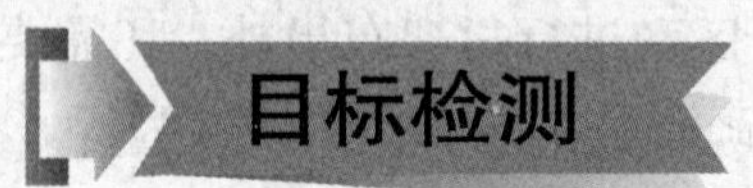

参考答案

本章小结

一、不定项选择题

1. 药店零售企业营业场所应当具有相应设施或者采取其他有效措施，避免药品受室外环境的影响，并做到（　）

A. 宽敞　　B. 明亮

C. 整洁　　D. 卫生

2. 开架式货架一般高为135cm左右，其中被称为“黄金地带”的高度是（　）

A. 60cm以下　　B. 80~120cm

C. 180cm以上　　D. 135cm以上

E. 60~80cm

3. 药品存放阴凉区的温度要求为（　）

A. 温度范围为2~10℃　　B. 温度不超过20℃

C. 温度范围为10~25℃　　C. 温度范围为10~30℃

二、简答题

1. 药店空间一般可分为哪几个基本空间？

2. 货架是药店主要的设备，数量较多，应如何布局才能充分利用空间？

项目五　采购与验收

学习目标

通过本章内容学习，学生能够：

1. 掌握首营品种、首营企业的审核内容，验收的流程和工作内容；熟悉质量保证协议书签订内容；了解药品采购涉及《药品经营质量管理规范》的相关条款。

2. 学会判断首营品种、首营企业的合法性，学会对一般药品进行验收并填写验收记录表。

3. 培养严谨、细致、认真、负责的工作态度和互相合作、协调配合的良好职业素养。

情境导入

情境描述　一日，某制药厂销售人员李先生登门拜访某药店，洽谈该制药厂新推出的A药品。药店采购人员小张接待并查验了有关资料，核实来访人员的身份，了解制药厂和该药品的有关情况。随后，药店与制药厂签订了采购协议，药店工作人员小王按指示，接收了一批A药品，并按规定对药品进行了验收，验收完成后整理入库、上架，进行销售。

讨论　1. 采购人员小张处理药品采购事宜时，需要在哪些方面查验合法性问题？

2. 工作人员小王在验收药品时，主要有哪些流程？

药品零售企业的采购和验收是保证药品质量的重要环节，是确保人民群众安全用药的重要前提。

任务一　采　购

药品采购是指从药品生产企业、药品经营企业购买所需药品的过程。

根据《药品经营质量管理规范》中第六十一条，企业的采购活动应当符合以下要求：确定供货单位的合法资格；确定所购入药品的合法性；核实供货单位销售人员的合法资格；与供货单位签订质量保证协议。采购中涉及的首营企业、首营品种，采购部门应当填写相关申请表格，经过质量管理部门和企业质量负责人的审核批准。必要时应当组织实地考察，对供货单位质量管理体系进行评价。

一、供货单位的合法资格审核

首营企业是指采购药品时，与本企业首次发生供需关系的药品生产或经营企业。

对首营企业的审核，质量管理部门应当查验加盖其公章原印章的以下资料，确认其真实、有效。①《药品生产许可证》或者《药品经营许可证》复印件；②营业执照、税务登记、组织机构代码的证件复印件及上一年度企业年度报告公示情况；③《药品生产质量管理规范》认证证书或者《药品经营质量管理规范》认证证书复印件；④相关印章、随货同行单（票）样式；⑤开户户名、开户银行及账号。

审核完毕后，采购部门可建立“合格供货方档案表”，以便在后续的合作中快速地识别如表5–1所示。

表5–1　合格供货方档案表

编号：　　　　　　　　　　　　　　　　　　　　建档时间：

<table>
<tr><td>企业名称</td><td colspan="2"></td><td>法人代表</td><td colspan="2"></td></tr>
<tr><td>地址</td><td colspan="5"></td></tr>
<tr><td>联系电话</td><td colspan="2"></td><td>邮编</td><td colspan="2"></td></tr>
<tr><td>营业执照</td><td colspan="2"></td><td>生产许可证</td><td colspan="2"></td></tr>
<tr><td>生产经营范围</td><td colspan="3"></td><td>经营方式</td><td></td></tr>
<tr><td rowspan="2">企业概况</td><td colspan="2">年产值</td><td colspan="3">获得主要荣誉</td></tr>
<tr><td colspan="2"></td><td colspan="3"></td></tr>
<tr><td>主要产品</td><td colspan="5"></td></tr>
<tr><td rowspan="2">质量保证</td><td colspan="2">质量机构名称</td><td colspan="3">质量认证情况</td></tr>
<tr><td colspan="2"></td><td colspan="3"></td></tr>
<tr><td rowspan="2">质量负责人</td><td>姓名</td><td>性别</td><td>文化程度</td><td>技术职工</td><td>质量工作年限</td></tr>
<tr><td></td><td></td><td></td><td></td><td></td></tr>
<tr><td>综合评价</td><td colspan="5">质管部负责人：　　　　　年　月　日</td></tr>
</table>

二、所购入药品的合法性

首营品种指本企业首次采购的药品，包括新产品、新规格、新剂型、新包装。

药品零售企业采购首营品种应当审核药品的合法性，审核无误的方可采购，审核资料目录如表5–2所示。

表5–2　首营品种审核资料目录

药品类别	资料目录
国产药品	①药品生产批件复印件，比如《药品注册批件》或《药品再注册批件》《药品补充申请批件》
	②药品注册批件的附件，比如药品质量标准、包装、标签、说明书复印件
进口药品	①《药品注册证》或《进口药品批件》复印件
	②质量标准、药品标签、说明书、包装的实物或复印件
	③《进口药品检验报告书》或加盖“已抽样”的《进口药品通关单》复印件
	④进口麻醉药品、精神药品以及蛋白同化制剂、肽类激素的《进口准许证》复印件，进口中药材的《进口药材批件》复印件，进口分装药品的《药品补充注册批件》复印件
生物、血液制品	生物、血液制品的《生物制品批签发证明》《进口生物检验报告书》复印件

资料收集完毕，需填写“首营品种审批表”，并经企业质量管理部门和企业主管领导的审核批准如表5–3所示。

表5–3　首营品种审批表

编号：　　　　　　　　　　　　　　　　建档日期：

通用名		商品名		批准文号			
药品标准			价格批文			零售价	
进口药品	注册证书		检验报告书		进口药品通关单		
中药材	产地		中药保护品种证书		新药证书		
新药检验报告书		企业名称		企业电话		营业执照	
地址							
生产许可证		销售员		销售员联系方式		委托书有效期	

续表

药品信息	【成分】 【性状】 【适应证/功能主治】 【规格】 【用法用量】 【禁忌】 【贮藏】 【有效期】
申请原因	签名： 年 月 日
采购部门意见	签名： 年 月 日
审核情况	签名： 年 月 日

三、核实供货单位销售人员的合法资格

药品零售企业应当核实、留存供货单位销售人员以下资料：①加盖供货单位公章原印章的销售人员身份证复印件；②加盖供货单位公章原印章和法定代表人印章或者签名的授权书，授权书应当载明被授权人姓名、身份证号码，以及授权销售的品种、地域、期限；③供货单位及供货品种相关资料。

四、与供货单位签订质量保证协议

企业与供货单位签订的质量保证协议至少包括以下内容：①明确双方质量责任；②供货单位应当提供符合规定的资料且对其真实性、有效性负责；③供货单位应当按照国家规定开具发票；④药品质量符合药品标准等有关要求；⑤药品包装、标签、说明书符合有关规定；⑥药品运输的质量保证及责任；⑦质量保证协议的有效期限。

任务二　验　收

药品验收是指验收人员收货后依据国家药典标准、相关法律法规和有关规定以及企业验收标准对采购药品的质量状况进行检查的过程。

根据《药品经营质量管理规范》中第七十二条规定，企业应当按照规定的程序和要求对到货药品逐批进行收货、验收，防止不合格药品入库（图5-1）。

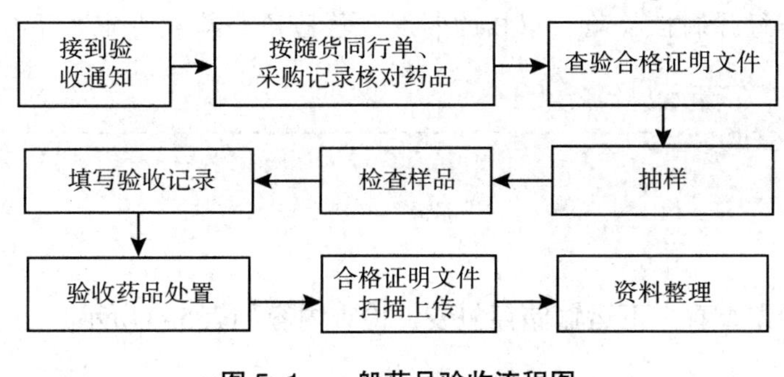

图 5-1　一般药品验收流程图

一、按随货同行单、采购记录核对药品

药品到货时，收货人员应当核实运输方式是否符合要求，并对照随货同行单（票）和采购记录来核对药品，做到票、账、货相符。随货同行单（票）应当包括：供货单位、生产厂商、药品的通用名称、剂型、规格、批号、数量、收货单位、收货地址和发货日期等内容，并加盖供货单位药品出库专用章原印章。

二、查验合格证明文件

到货的药品应附有合格证明文件，验收药品应当按照药品批号查验同批号的合格证明文件，此合格证明文件须加盖其质量管理专用章原印章。根据供货单位不同，提供不同的合格证明文件，具体情况如下。

1. 生产企业　合格证明文件为生产企业药品检验报告书原件或复印件。

2. 批发企业　合格证明文件为生产企业药品检验报告书复印件。

3. 生物制品实行批签发管理　合格证明文件为《生物制品批签发合格证》的复印件。

4. 进口药品　合格证明文件：①进口药品注册证或医药产品注册证；②进口药材则是《进口药材批件》；③进口药品检验报告书或注明“已抽样”字样的《进口药品通关单》；④生物制品若在进口国家实行批签发管理，须有《生物制品批签发合格证》和《进口药品检验报告书》；⑤蛋白同化制剂、肽类激素须有进口准许证。

知识链接

生物制品批签发

生物制品批签发（以下简称批签发），是指国家对疫苗类制品、血液制品、用于血源筛查的体外生物诊断试剂以及国家药品监督管理部门规定的其他生物制品，每批制品出厂上市或者进口时进行强制性检验、审核的制度。检验不合格或者审核不被批准者，不得上市或者进口。

三、抽样

未抽样前，要先查看一下运输储存包装，检查内容如表5-4所示。

表 5-4　运输储存包装、最小包装和整件药品的验收项目

类型	验收项目
运输储存包装	封条损坏与否、药品信息（通用名称、规格、生产厂商、生产批号、生产日期、有效期、批准文号、贮藏、包装规格、储运图示标志、外用药品、非处方药的标识等标记）与最小包装药品信息是否一致
最小包装	验收是否出现封口不严、药品污染、渗液、包装及标签印字模糊、标签粘贴脱落等情况
整件药品	合格证

（一）GSP抽样规定

企业应当按照验收的规定，对每次到货药品进行逐批抽样验收，抽取的样品应当具有代表性。

（1）同一批号的药品应当至少检查一个最小包装，但生产企业有特殊质量控制要求或者打开最小包装可能影响药品质量的，可不打开最小包装。

（2）破损、污染、渗液、封条损坏等包装异常以及零货、拼箱的，应当开箱检查至最小包装。

（3）外包装及封签完整的原料药、实施批签发管理的生物制品，可不开箱检查。

（二）抽样数量

对同一批的整件药品，随机抽样件数如表5-5所示。

表 5-5　整件药品抽样数

整件数量N（件）	抽样数（件）
$N \leqslant 2$	全部
$2<N \leqslant 50$	至少3件
$N>50$	每增加≤50，抽样数加1

对抽取的整件药品应当开箱抽样检查，从每整件的上、中、下不同位置随机抽取3个最小包装进行检查。若发现吸潮、生霉、变色等异常，应当加倍抽样检查。

对零货、拼箱的药品要全部逐一检查，同一批号的药品，至少抽取1个最小包装进行检查。

四、检查样品

验收人员应当对抽样药品的外观、包装、标签、说明书等逐一进行检查、核对以符合规定的验收标准。

样品检查主要包括：检查最小包装如表5-4所示，检查药品标签和说明书，检查药品外观性状如表5-6所示。

表5-6　药品外观性状的验收项目

剂型	外观质量检查项目
片剂	色泽、大小一致，无斑点、异物、麻面、裂片、松片、粘连、融化、生霉、变色
胶囊剂	硬胶囊：色泽均匀，大小一致 硬胶囊内容物：无吸潮结块、溶化、变色、生霉 软胶囊：无粘连、变形、破裂等现象
散剂	色泽均匀，无吸潮结块、融化、异臭、生霉
丸剂	色泽、大小一致、无吸潮、粘连、融化、生霉、变色现象
注射剂和滴眼剂	粉针剂：无变色、溶化、粘瓶、异物 水针剂、滴眼剂：无异物、混浊、结晶、沉淀、变色、生霉
糖浆剂	无混浊、沉淀或结晶析出（除中成药）、生霉、酸败、产气、异臭
软膏剂	色泽均匀、无融化、发硬、泛油、分层、生霉
栓剂	无软化、变形、干裂、酸败、生霉
水剂类和含乙醇药剂	水剂类：无杂质、异物、变色、异味、异臭、生霉 溶液类：无浑浊、沉淀 含乙醇药剂：澄清，无变色、挥发、浑浊（除流浸膏剂）、异臭、结晶、异物

五、填写验收记录

验收药品应当做好验收记录，包括药品的通用名称、剂型、规格、批准文号、批号、生产日期、有效期、生产厂商、供货单位、到货数量、到货日期、验收合格数量、验收结果等内容。验收人员应当在验收记录上签署姓名和验收日期。

中药材验收记录应当包括商品名、产地、供货单位、到货数量、验收合格数量等内容。中药饮片验收记录应当包括商品名、规格、批号、产地、生产日期、生产厂商、供货单位、到货数量、验收合格数量等内容，实施批准文号管理的中药饮片还应当记录批准文号。

验收不合格的还应当注明不合格事项及处置措施。

填写药品验收记录如表5-7所示。

表5-7 药品验收记录表

购货日期	到货日期	验收日期	通用名称	商品名称	剂型	规格	批准文号	批号	生产日期	有效期	生产厂家	供货单位	购货数量	单位	购货价格	验收结果	验收人	备注

六、验收药品处置

验收合格的药品，可交由保管员提取验收记录表办理入库，并调整药品库区和药品质量状态标识。

七、合格证明文件扫描上传

验收员应该在各个证明材料上加盖本零售企业的“质量管理章”并及时上传到计算机系统。

八、资料整理

整理归档各个材料，按月装订。

知识链接

冷链药品的验收

冷链药品的验收除按照一般药品验收流程操作外，还需要注意：①冷藏、冷冻药品到货时，应当对其运输方式及运输过程的温度记录、运输时间等质量控制状况进行重点检查并记录。不符合温度要求的应当拒收。②冷藏、冷冻药品应当在冷库内待验。

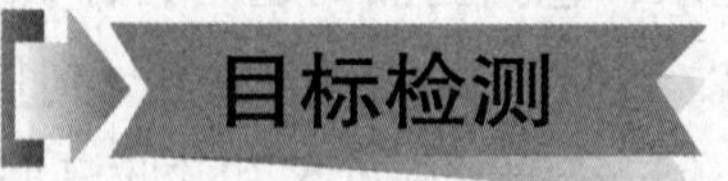

参考答案

本章小结

单项选择题

1. 属于企业与供货单位签订的质量保证协议的内容是（ ）

A. 供需双方的质量责任　　B. 质量保证协议的有效期限

C. 药品运输的质量保证及责任　　D. 以上都是

2. 企业的采购活动不需要符合的要求（　　）

A. 确定供货单位的合法资格　　B. 确定所购入药品的合法性

C. 确定购货单位的合法资格　　D. 与供货单位签订质量保证协议

3. 供货单位销售人员授权书应当载明的内容不包括（　　）

A. 被授权人姓名　　B. 身份证号

C. 授权销售品种　　D. 相片

4. 对到货的同一批号的整件药品，整件数量为110，应抽样检查的件数是（　　）

A. 3　　B. 4

C. 5　　D. 6

5. 验收员应该在有（　　）的待验区内完成冷链药品的验收

A. 常温库　　B. 阴凉库

C. 冷库　　D. 无特殊要求

项目六　陈列与养护

学习目标

通过本章内容学习，学生能够：

1. 掌握GSP陈列规定原则，药品的养护内容和措施；熟悉陈列的基本原则和陈列技巧，常见药品的养护要点，药品效期管理的概念和操作流程。

2. 学会按要求完成药品陈列和养护操作。

3. 培养学生积极、主动、严谨、负责的工作态度，培养团队合作精神，培养依法从业的职业素养。

情境导入

情境描述　某药品销售公司的一个新门店准备开张，小张负责将药品逐一放置到货架上，以方便顾客挑选；小王负责制作促销药品的广告物品，用来营造氛围、吸引顾客；小李负责检查药品的养护措施和设备，确保药品质量和安全。工作人员正忙碌地为药店开张做着准备工作。

讨论　1. 小张在陈列药品时要注意什么？

2. 小王应如何制作手绘海报？

3. 小李养护药品时可以采取什么措施？

任务一　陈　列

药品陈列是以药品为主体，运用一定的方法、技巧和道具来展示药品，从而最大限度地激发顾客的购买欲。

一、药品陈列的基本原则

药品是一种特殊的商品，容易在内外因素的作用下，出现质量问题，因此，必须在所有环节上采取严格的管理控制措施，才能从根本上保证药品质量。陈列药品时，应遵守《药品管理法》和《药品经营质量管理规范》等相关规定进行陈列。

1.符合GSP陈列规定　根据《药品经营质量管理规范》，药品的陈列应当符合以下要求。

（1）按剂型、用途以及储存要求分类陈列，并设置醒目标志，类别标签字迹清晰、放置准确。

（2）药品放置于货架（柜），摆放整齐有序，避免阳光直射。

（3）处方药、非处方药分区陈列，并有处方药、非处方药专用标识。

（4）处方药不得采用开架自选的方式陈列和销售。

（5）外用药与其他药品分开摆放。

（6）拆零销售的药品集中存放于拆零专柜或者专区。

（7）第二类精神药品、毒性中药品种和罂粟壳不得陈列。

（8）冷藏药品放置在冷藏设备中，按规定对温度进行监测和记录，并保证存放温度符合要求。

（9）中药饮片柜斗谱的书写应当正名正字；装斗前应当复核，防止错斗、串斗；应当定期清斗，防止饮片生虫、发霉、变质；不同批号的饮片装斗前应当清斗并记录。

（10）经营非药品应当设置专区，与药品区域明显隔离，并有醒目标志。

2.易取易见　易取，即顾客容易取到，因此药品陈列要讲究合理的高度。一般以中等身高顾客站立伸手可及的高度为上限，弯腰平视的位置为下限。易见，即顾客容易看见。

对卖场主推的新品或直接邮寄广告（direct mail advertising，DM）上宣传的药品需要突出陈列，比如醒目的端架、堆头和黄金位置上。药品正面面向顾客，彼此间不能相互遮挡。底层药品可以平放、倾斜或前进陈列。

知识链接

DM

DM，可以理解为把宣传单、宣传册和宣传品通过邮寄、传真、杂志、电视、电话、电子邮件、直销网络、柜台散发、专人送达、来函索取和随商品包装发出等多种形式送到消费者手中、家里或公司所在地的广告。

3.先进先出　先进先出原则，即“first in，first out”。因为顾客总是习惯拿货架前的药品，所以按时间、批号先后顺序，把先产的药品、近效期的药品摆在前面先销售。

4.满陈列 俗话说“货卖堆山”，满陈列是把药品在货架上陈列得满满当当。满陈列会让顾客产生“便宜好货”的感觉。

5.关联性 药品的自选区（OTC区和非药品区）非常强调药品之间的关联性。

（1）治疗主病药品和针对兼病或兼证起治疗作用的药品相邻。如感冒药区常和清热解毒消炎药或止咳药相邻。

（2）内服药品和外用药品相邻。如皮肤科内服药和皮肤科外用药相邻，儿童腹泻的药品内服益生菌和外用贴剂相邻。

（3）治疗主病药品和提高免疫力产品相邻。如感冒药和维生素C相邻。

（4）治疗同一类疾病的西药和中成药相邻。

这样陈列可使顾客消费时产生连带性，方便了顾客购物。

6.主辅结合陈列 主辅结合陈列主要是指高周转率的药品和低周转率药品临近陈列。目的是用高周转率的药品带动低周转率的药品销售。例如某大品牌的感冒灵颗粒和其他小品牌的感冒灵颗粒陈列在一起，前者是大品牌，知名度高，顾客指名购买率高，属于高周转率药品，但这类药品价格透明，利润比较低。购进一些利润高的其他品牌感冒灵颗粒，与某大品牌的相邻陈列，陈列面大于前者，可以使顾客“货比三家”，也使店员推销有主力方向和说服力。

7.同一品牌垂直陈列 垂直陈列是指同一品牌、相同形状的药品按照从上到下的方式进行陈列。

（1）垂直陈列的方法 垂直陈列的方法包括完全垂直陈列和部分垂直陈列。完全垂直陈列比较适合销量大或大包装的药品，这样可以有效地增加陈列面。部分垂直陈列采用主辅结合陈列原则。

（2）垂直陈列的优点 垂直陈列的优点：①人在挑选药品时视线上下移动较横向移动方便，因此垂直纵向陈列更方便顾客选购。②货架的不同层次对药品的销售影响很大，垂直陈列可使各药品分布到不同层次的货架，不至于出现占据好层次的药品销量好，而占据差层次的药品销量很差的情况。

二、药店陈列设备

药店与其他的零售店铺不同，常见的药店设备包括以下内容。

1.药品的销售陈列设备 药品的存储关系到顾客购买的药品质量是否安全。大多数药品都是可以在常温下货架陈列，但也有部分药品需要低温或冷藏中陈列，因此药店除了普通货架还需要空调、温湿度计、阴凉柜或冷藏柜等。药品常见的销售陈列设备如表6-1所示。

表 6–1　药品常见的销售陈列设备

设备	特点	用途
货架	大多可以拆卸组装，根据不同药品自由调节每层隔板高度，货架高度应既不影响顾客拿放药品，也不阻挡顾客视线，放置在药店中间的货架高度一般1.5m左右	按照防损原则，货架上层适合较轻、体积不大的药品；中间层适合较轻、体积稍大的药品；下层适合较重、体积大和易碎的药品等
壁柜	靠近墙壁摆放，承重力较强，可陈列医疗器械，柜体高度控制在1.6~2.2m	用来陈列处方药，上方贴有药品分类标牌
柜台	柜台材质坚固，镶嵌透明玻璃，高度一般为80cm	主要陈列处方药
中药柜	一般有中药前柜、中药后柜、中药捣药台、参茸柜等	陈列中药饮片或参茸
阴凉柜	阴凉柜中的温度不高于20℃，湿度保持35%~75%	需在阴凉处存放的药品
冷藏柜	冷藏柜中的温度调至2~10℃，湿度保持在35%~75%	需在冷藏贮存的药品
堆头和花车	高度90cm左右，一般放置在通道附近或药店空旷位置，应尽量和旁边货架对齐，上方可悬挂海报吸引顾客，促进销售	陈列重点推荐产品、季节性产品、促销产品，原则上不超过5种

2.服务顾客的设备　药店除了销售商品，还需要尽量提升顾客的进店体验，这就需要服务顾客的设备。例如用来收银结账的收银台，上方通常悬挂着“收银台”的标牌；还有免费的体重秤、血压计、血糖仪和尿酸仪等；为了消灭蚊虫鼠蚁，药店还需要准备灭蝇灯、捕鼠笼；为了让药店环境更安全，还需要配备必要的消防设备等。

三、陈列技巧

1.橱窗陈列　橱窗，即药店临街的玻璃窗户。橱窗成为当今的主要营销位置，它不仅能激发顾客的消费热情，也能让顾客欣赏到橱窗设计师的无限创意。橱窗陈列的技巧：①尽量不陈列真实的药品，以防止阳光的照晒。②采用不同的组合排列方法展示季节性药品、广告药品、新药品及重点销售的药品。③如使用海报要双面粘贴，使之进店前能吸引顾客，进店后仍然可看到相应的广告信息。④俗话说“过满则亏”，橱窗不要布置过满，让顾客能透过橱窗看到店内的布置。⑤橱窗设计要尽量创意地融合药品信息和销售主题，提高药品的注目率。

2.主题陈列　主题陈列，即结合某一事件或节日，集中摆放相关的系列药品，以渲染气氛，促进销售。

（1）按品牌设立　将同一厂商的各类药品陈列在同一专柜，如云南白药专柜和三九专柜。

（2）按药品适应证或者功能主治设立　如止咳专柜和保肝专柜。

（3）按季节或特殊节日设立　如冬季滋补专柜和儿童节专柜。

3.端架陈列 端架，即指货架两端的架子。适用于以下药品：新药品，重点促销药品，特价药品，高周转药品，高利润药品，应季药品如表6-2所示。

表6-2 端架陈列的应季药品

季节	端架陈列的应季药品
春季	花粉等过敏原：抗过敏药品。如氯雷他定片、盐酸西替利嗪片、马来酸氯苯那敏片等
	儿童、青少年生长发育：维生素、矿物质药品。如多种维生素矿物质片、氨糖软骨素加钙片等
夏季	体内热盛，大便干结：泻下药。如通便灵胶囊、清肠通便胶囊等
	暑湿感冒：解表化湿药。如藿香正气滴丸、外感平安颗粒、午时茶颗粒等
	蚊虫鼠蚁：清凉解毒，消炎止痛药。如驱蚊水、止痒舒缓棒、青草膏等
	饮食不洁：清热燥湿药。如蒙脱石散、多潘立酮片、盐酸小檗碱片等
秋季	风燥伤肺：润肺止咳药。如润肺止咳糖浆、润肺止嗽丸、川贝清肺糖浆等
	阴津不足：养阴防燥药。如左归丸、生脉饮、归芍地黄丸等
冬季	阴寒偏盛：滋补养生药。如干贝虫草花汤料、参片桂圆汤料、当归黄芪汤料等
	气滞血瘀：疏肝理气、活血化瘀药。如丹参保心茶、消栓通络片、参芍胶囊等

端架陈列的技巧：①种类不宜太多，一般以5个为限。②种类之间要有一定的关联性，可以考虑垂直陈列。③根据药品高度适时调整陈列方式，以与上承板间隙为3~6cm为宜。④为避免视觉过于突兀，端架不陈列体积过小或体积过大的药品。⑤端架上方放置端架牌，如“维生素”。每一层可放置爆炸贴，其数量1~2个为宜。

4.柱子陈列 无论是大卖场还是社区小店，在药店的规划布局中都难免遇到承重柱的问题，若将每根柱子作“主题陈列”，不但形式特别，而且还能营造气氛。

5.手绘卖点广告 卖点广告，即POP（point of purchase）广告，指在零售药店内外，帮助促销的广告物。如：外墙广告牌、充气广告、店内陈设、广告刊物、录像和广播等。

手绘POP广告是POP广告中比较简单易行的一种，它既能通过引起顾客的注意、营造销售氛围提高销量，也能利用创意的广告语言和幽默的图案提升企业的形象。

（1）手绘POP广告常用制作材料 笔（马克笔、记号笔、素描铅笔、美工钢笔、彩色铅笔和油画棒等）、纸（铜版纸、彩胶纸、皱纹纸、皮纹纸、素描纸、图画纸和水粉纸等）、刀具（切割刀、美工刀、美工剪和花边剪等）、粘贴工具（双面胶、透明胶带和胶水等）、圆规、尺子和橡皮等。

（2）马克笔运笔和字体 马克笔因为笔头特别，因此有独特的运笔方式。且为了增加立体感及艺术性，马克笔书写字体也有其自身特点。要注意的是无论采用哪种字体，都应尽量把格子填满如表6–3、表6–4所示。

表 6–3 马克笔运笔方式和要求

笔头	运笔方式	运笔要求
圆头	握笔和平时握笔相似	要求笔芯与纸成60°角，笔芯切面与纸张完全接触；运笔速度保持一致，运笔顺畅，不可重涂
方头	书写竖向笔画笔尖向左，横向笔画笔尖向上	

表 6–4 马克笔书写字体特点

字体	特点
正体字	字体横平竖直、比例均匀，几乎没有圆滑的笔画
海报体	将结构严谨的字体增加趣味。如字体重心下沉；遇到“口”写超级大；字体梯形化，即字体下部宽一点；左右结构的字，部首小，另一部分大

（3）张贴　手绘卖点广告张贴需要注意以下几点。①经常更换，避免顾客的厌烦。②要有折扣信息。③长形的手绘POP广告一般垂直张贴。若横形张贴可使其平行于药品，或左低右高进行张贴。

任务二　储存与养护

药品储存是药品从生产到消费领域的流通过程中经过多次停留而形成的储备，是药品流通过程中必不可少的重要环节。

药品养护是采取科学、合理、经济、有效的手段与方法，通过控制药品的储存条件，来防止药品变质，保证药品质量，确保药品安全、有效的实用性科学技术。

一、药品的储存条件

为避免因药品贮藏不当而导致药效下降和产生毒副作用，应科学地贮藏药品。

每种药品的说明书中都会有“贮藏”这一项，而“贮藏”包括温度、湿度、空气和光线等，因此储存时要准确理解其含义并按规定执行。

1. 储存温度　主要包括常温：10~30℃。阴凉处：不超过20℃。凉暗处：避光且不超过20℃。冷处：2~10℃。

2. 储存湿度　药品储存相对湿度一般应控制在35%~75%。

3. 密闭与密封　密闭是将容器密闭，防止尘土和异物进入；密封是将容器密封，防止风化、吸潮、挥发或异物进入。

4.避光与遮光　避光是指药品避开阳光直射；遮光是指药品存放在不透光容器内。

二、储存条件对药品质量的影响

1.温度　任何药品都有其所适合储存的温度，温度过高或过低都难于保证质量。一般来说温度升高，反应速度加快。根据范托夫定律，温度每升高10℃，反应速度增加2~4倍，有效期则为原来的1/4~1/2。温度降低，易出现沉淀、冻结、凝固、变质失效或容器破裂等现象。如生物制品易冻结而失活；乳剂（鱼肝油乳、乳剂型软膏基质）易因低温而出现油水分离分层的现象；注射剂、水剂的容器在低于-5℃环境下易冻裂。

2.湿度　湿度即空气的干湿程度。湿度过高或过低对药品的质量影响很大。湿度过高，药品易发霉，也易发生水解反应而使药效降低或产生毒副作用；湿度过低，药品易发生风化失水变硬脆而易碎或称量不准确。如片剂受潮后，产生碎片、潮解和黏连等现象；胶囊剂受潮后易黏连变形，甚至胶囊破裂。

3.空气　氦、氖、氩、氪、氙和氡这些惰性气体对药品几乎不起作用。除此之外，其他气体或多或少对药品都有影响，其中氧气对药品质量影响比较大。如有还原性的维生素A等可被氧化；有些含有挥发油的药物如薄荷护表油等在空气中容易挥发。储存这些药物时，应按规定的条件密封保存。

4.光线　药品应尽量存放在阳光不能直射的地方。光线中的紫外线能作为催化剂加速药品发生化学变化，导致药物失效。如硝普钠对光极为敏感，见光易分解成毒性的氰化物。

5.微生物和昆虫　微生物和昆虫喜欢生长于水、碳水化合物、脂肪和蛋白质等环境中，而水剂、糖浆剂、片剂及某些中药类药品常含有这些物质。这就成为了微生物良好的培养基和昆虫的饵料。微生物和昆虫一旦混入药品内，便可迅速繁殖，使药品变质。

6.时间　《药品管理法》中提到，药品储存超过有效期，就会被认定为劣药，禁止销售。因此当药品接近失效，就应填写“近效期药品催销表”如表6-5所示，按月催销，并列为重点养护品种。

表6-5　近效期药品催销表

编号:　　　　　　　　　　　　　　　　　　　　　　　　　　　填报日期：　年　月　日

序号	通用名	商品名	生产企业	规格	批号	数量	单位	进价	金额小计	供货单位	有效期	催销措施	催销结果

仓库负责人:　　　　　　　　　　　　　　　　保管员:

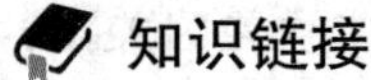

知识链接

中华人民共和国药品管理法

第九十八条 禁止生产（包括配制，下同）、销售、使用假药、劣药。

有下列情形之一的，为假药：

（一）药品所含成份与国家药品标准规定的成份不符；

（二）以非药品冒充药品或者以他种药品冒充此种药品；

（三）变质的药品；

（四）药品所标明的适应症或者功能主治超出规定范围。

有下列情形之一的，为劣药：

（一）药品成份的含量不符合国家药品标准；

（二）被污染的药品；

（三）未标明或者更改有效期的药品；

（四）未注明或者更改产品批号的药品；

（五）超过有效期的药品；

（六）擅自添加防腐剂、辅料的药品；

（七）其他不符合药品标准的药品。

禁止未取得药品批准证明文件生产、进口药品；禁止使用未按照规定审评、审批的原料药、包装材料和容器生产药品。

三、常见药品的养护要点

（一）易受温度影响而变质药品

1. 怕热的药品 可根据其不同性质要求，分别存放于“阴凉处”或“冷处”。普通的四星级电冰箱可调节至-24~15℃的温度范围，以保证储存的条件。

2. 挥发性大的药品 如浓氨溶液、乙醚和浓盐酸溶液等，在温度高时容器内压力大，搬运时不应剧烈振动，开启前应充分降温，以免药液喷出而腐蚀眼睛和皮肤。

3. 易冻和怕冻的药品 必须保温贮藏，可借助含有保温层的保温箱或设立保温库。

（二）易受湿度影响而变质药品

控制药库内的湿度，可通过除湿设备如除湿机和排风扇，同时可辅用吸湿剂如氧化钙、氯化钙、硅胶、炉灰和木炭等来保持相对湿度在35%~75%。除上述防潮设备外，在晴朗干燥的天气，可开门窗，加强自然透风，在大雾、下雨或南风天时，应注意关门关窗，以防室外潮气侵入。

1.易吸湿的药品 如蛋白银，可用玻璃软木塞塞紧、蜡封和外加螺旋盖盖紧。

2.易挥发的药品 如麻醉乙醚，应密封，置于阴凉干燥处。

3.少量易受潮药品 如燕窝，可采用木箱、瓦罐等容器装入1/4容量左右的块状石灰，再覆盖几层纸，将药品用纸、塑料袋，最好用铁盒装好放入容器内，用纸或塑料布盖严，上面再放石灰，然后放在阴凉、干燥和通风处。

（三）易受光照影响而变质药品

易受光照影响而变质药品应做如下养护。

1.需要避光保存的药品 应放在阴凉干燥、阳光不易直射到的地方。

2.需要遮光储存的药品 如硝苯地平等，装入棕色玻璃瓶或医药用避光的塑料瓶。仓库的门窗可悬挂遮光帘，防止阳光的照射。

3.见光易氧化或分解的药品 如肾上腺素、维生素C和三氯甲烷等，可采用小包装并保存于密闭的避光容器中。

（四）易燃、易爆危险品

易燃、易爆危险品系指易受光、热和空气等因素影响而引起自燃、助燃、爆炸，或具有强腐蚀性、刺激性和剧烈毒性的药品，如保存管理不当，则易导致爆炸和燃烧等严重事故，给国家和人民群众生命财产安全带来严重威胁。

（1）易燃、易爆物品应放置在防爆柜并严禁烟火、远离电源。

（2）不得与其它药品同库储存，环境尽量阴凉通风和配备通风设备，旁边应备有砂土和灭火器等消防设备，同时应建立专用账册和专人负责保管。

（3）如需要存放冰箱内，要盖严瓶口，间隔3~4天要断电打开冰箱门，放走挥发的气体，以免冰箱启动瞬间的火花引发火灾。

（4）应分类堆放危险品，尤其是性质相反的药品（如浓酸与强碱）；应隔离储存灭火方法不同的药品。

（5）危险品库应严禁烟火，杜绝明火操作，并需配备消防安全设备，如灭火器和沙桶等。

（6）应经常检查危险品的包装是否完整无损，如有毁损或渗漏，应立即进行处理。

（五）中药

中药饮片需要根据其性质来养护，以保证中药临床使用的安全和可靠。

1.养护通则 注意中药饮片所适合储存的温度和湿度，注意避免阳光直射和微生物等的侵害，及时处理过期的中药饮片。

2. 贵细中药饮片的养护

①应注意质脆易碎品种，如冬虫夏草和燕窝等，需要轻拿轻放，防止断裂破损。②易生霉的贵重中药，如鹿茸、鹿筋、海龙和地龙等，可用50度左右的白酒或95%以上乙醇轻轻涮拭，然后晾干；人参、三七和天麻可用半干布擦拭外表再日晒或低温烘干，干后应先放凉再封装。③易长虫的贵重中药，如蛤蚧、鹿茸和蕲蛇等，可适当日晒或采用中药对抗同储养技术。比如可以将适量的花椒或者细辛用纱布包好，和鹿茸等动物类药材一起存放。

中药饮片的养护，应勤查柜斗，保持柜斗干净，杜绝生霉虫害。通过控制其传播途径，消除繁殖条件，保证易长霉生虫中药饮片不受侵害。

3. 易变色或散失气味中药饮片的养护 如一部分花、叶、全草、果实和种子类药材，由于质地薄，个体细小，所含的色素、挥发油容易丢失，可用塑料袋包装扎紧袋口防止散味，并尽量减少其与空气和阳光的接触时间。

4. 易燃中药的养护 如海金沙、硫黄和火硝等，应按消防管理要求，放在安全的地点和容器，同时加强检查。

5. 易泛油中药的养护 应放在密封、干燥或者阴凉处，切记不可放于烤箱里烘烤，如胡桃仁、柏子仁和苦杏仁等。

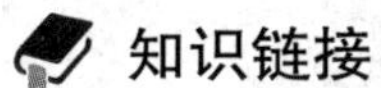

知识链接

重点养护品种

1. 易氧化的药品 溴化钠、异烟肼、碘化钙、对氨基水杨酸钠、盐酸普鲁卡因、硫酸亚铁、磺胺、盐酸肼屈嗪、半胱氨酸、硫代硫酸钠、亚硝酸钠、苯甲醇、麻醉乙醚、肾上腺素、水杨酸钠、吗啡类、左旋多巴、维生素E、盐酸异丙嗪、盐酸氯丙嗪、盐酸肼苯哒嗪、奋乃静、酒石酸锑钾、松节油、维生素A、维生素D、维生素C和叶酸等。

2. 易水解的药品 硝酸甘油、胃复康、阿司匹林、丙酸睾酮、硝酸毛果芸香碱、氯化琥珀胆碱、葡萄糖内酯、盐酸普鲁卡因、氯霉素、四环素类、青霉素类、头孢菌素类、巴比妥类、洋地黄毒苷和毒毛旋花子苷等。

3. 易吸湿的药品 蛋白银、氯化钙、胃蛋白酶、甘油、枸橼酸铁铵、乳酸、山梨醇、淀粉酶、青霉素类和洋地黄粉等。

4. 易风化的药品 硫酸钠、磷酸可待因、咖啡因和硫酸阿托品。

5. 易挥发的药品 麻醉乙醚、乙醇、挥发油、樟脑、薄荷脑、碘酊和十滴水等。

6. 具熔化性的药品 香果脂和以可可豆脂为基质的栓剂，以及水合氯醛、樟脑和薄荷脑等。

7. 具有升华性的药品 碘、樟脑、薄荷脑和麝香草酚等。

8. 易发生冻结的药品 鱼肝油乳、松节油搽剂、镁乳和氢氧化铝凝胶等。

除此之外，还有重点经营品种、首营品种、有效期短品种、有效期内发生过质量问题品种和药品监督管理部门重点监控品种等。

四、常见药品的养护内容

1.药品合理储存 根据《药品经营质量管理规范》等规定和药品质量特性进行合理储存。

2.制订养护计划

（1）针对一般药品，可根据“三三四”原则制订养护计划，即在库药品每1季要全部养护1次，第1个月养护总库存的30%，第2个月养护总库存的30%，第3个月养护总库存的40%。

（2）针对重点药品，每月养护1次。

（3）针对异常天气等情况，安排及时检查。

3.建立药品养护档案 根据养护计划建立药品养护档案，养护档案包括以下记录：药品陈列养护检查记录如表6-6所示、门店温湿度记录表、冷藏设备运行温湿度记录表、拆零药品检查记录表、近效期药品检查记录表、易变质药品检查记录表和不合格药品报告单等。

表6-6 药品陈列养护检查记录表

编号： 年 月 日

<table>
<tr><td>养护检查项目</td><td colspan="6">检查内容</td><td colspan="5">结果</td></tr>
<tr><td>陈列环境</td><td colspan="6">卫生状况、防潮、防霉、防污染、防虫鼠情况</td><td colspan="5"></td></tr>
<tr><td>环境</td><td colspan="6">温度、湿度</td><td colspan="5"></td></tr>
<tr><td rowspan="3">陈列情况</td><td colspan="6">药品分类情况</td><td colspan="5"></td></tr>
<tr><td colspan="6">药品储存、陈列与说明书中【贮藏】的规定符合情况</td><td colspan="5"></td></tr>
<tr><td colspan="6">不合格药品单独储存</td><td colspan="5"></td></tr>
<tr><td>药品质量检查</td><td colspan="6">对照药典，进行外观检查</td><td colspan="5">检查的品种数 个，有质量问题品种数 个，有质量问题品种附后</td></tr>
<tr><td>药品通用名</td><td>商品名</td><td>规格</td><td>批号</td><td>单位</td><td>数量</td><td>有效期</td><td>生产厂家</td><td>供货单位</td><td>质量情况</td><td>养护情况</td><td>养护员</td></tr>
<tr><td></td><td></td><td></td><td></td><td></td><td></td><td></td><td></td><td></td><td></td><td></td><td></td></tr>
</table>

4.发现质量异常处理 养护检查中发现药品有质量异常时，养护员应立即在计算机系统中锁定并将药品撤柜，放置明显标志，填写《药品质量复查通知单》报告质量管理员进行确认如表6-7所示。质量管理员不能确认的，报总部质管部或当地药品检验所。

表 6-7　药品质量复查通知单

<table>
<tr><td>通用名</td><td></td><td>商品名</td><td></td><td>规格</td><td></td><td>批准文号</td><td></td></tr>
<tr><td>生产批号</td><td></td><td>储存地点</td><td></td><td>生产企业</td><td colspan="3"></td></tr>
<tr><td>供货单位</td><td colspan="3"></td><td>购进日期</td><td></td><td>数量</td><td></td></tr>
<tr><td>复查原因</td><td colspan="7">报告人：　年　月　日</td></tr>
<tr><td>复查情况</td><td colspan="7">复查人：　年　月　日</td></tr>
<tr><td>质量复查结论及处理</td><td colspan="7">质管部经理：　年　月　日</td></tr>
</table>

5. 药品养护员应逐月填报《近效期药品催销表》 填好报公司主管部门、采购部门和质管部门。质量负责人督促店员按照“先进先出、近期先出”的原则进行销售；养护员每月对近效期药品进行核查，在《近效期药品催销表》上如实记录最新进展。

6. 药品养护记录每季度汇总一次　以便质管部门及时和全面地把控药品质量。

五、药品养护措施

温度和湿度是影响药品质量的重要因素，对温湿度进行控制和监控是药品养护的最基本内容。

（一）温湿度控制措施

1. 安装温湿度自动监测系统　组成：监测终端、管理主机、电源箱、云平台和报警器等。管理主机能够对各测点终端监测数据进行收集、处理和记录，能支持语音、短信、微信等多种报警方式，能外接门禁、风机和空调等设备，能实现药品养护的远程控制。在主机和终端断电的情况下，采用专用电源保证温湿度监测工作不间断。

测点的安装如表6-8所示：平面仓库温湿度自动监测系统测点的安装个数视仓库面积而定，安装位置不得低于药品货架或药品堆码垛高的2/3位置。

表 6-8　平面仓库测点的安装

仓库面积	测点终端
≤ $300m^2$	至少2个
>$300m^2$	仓库面积每增加$300m^2$，测点终端增加1个，不足$300m^2$的按$300m^2$计算

货架层在4.5~8米高架仓库或全自动立体仓库，测点的安装个数及安装位置均匀分布在货架上、下位置如表6-9所示。

表 6-9　货架层在 4.5~8 米的测点安装

仓库面积	测点终端
≤ $300m^2$	至少4个
>$300m^2$	仓库面积每增加$300m^2$，测点终端至少增加2个，不足$300m^2$的按$300m^2$计算

货架层高在8米以上高架仓库或全自动立体仓库的货架，测点的安装个数及安装位置均匀分布在货架的上、中、下位置如表6-10所示。

表6-10 货架层大于8米的测点安装

仓库面积	测点终端
≤300m²	至少6个
>300m²	仓库面积每增加300m²，测点终端至少增加3个，不足300m²的按300m²计算

维护：温湿度监测系统应在使用前验证和定期验证，测点终端每年至少进行1次校准。

2.温湿度的调控 收到系统报警时，养护员应通知保管员采取相应措施，进行温湿度调节。控温的方法有：通风降温、库房遮光降温、加冰降温、设备降温和空调升温等。控湿的方法有：通风降潮、密封防潮、除湿机降潮、物理方法降潮、化学方法降潮、工业加湿器加湿等。

（二）防鼠措施

定期巡检仓库围墙有无孔洞、损毁，如有则及时修补；检查排水管道、门和窗，有无老鼠可以"乘虚而入"的可能，如有则及时设置挡鼠板、防鼠夹、小口径铁丝网等，需要注意的是不得使用老鼠药。

（三）防火措施

（1）要认真执行《中华人民共和国消防法》关于仓库防火安全管理的有关规定。

（2）仓库管理人员必须熟悉药品的性质、数量和分布情况等问题。

（3）按规定安装使用电器设备和严禁私拉线，电闸要设总闸和分闸。

（4）禁止明火，所有人员熟悉消防用水地点和会使用灭火器。

任务三 效期管理

一、概述

1.药品有效期标注格式

（1）有效期至××××年××月。

（2）有效期至××××年××月××日。

（3）有效期至××××.××.。

（4）有效期至××××/××/××。

2. 近效期药品类型

（1）近效期药品　在药品储存管理中，一般近效期的药品可以这样规定：①药品有效期为1年内的（含1年），距失效期1/3为近效期药品。②药品有效期为1年以上至1年半的（含1年半），距失效期6个月为近效期药品。③药品有效期1年半以上的，距失效期10个月为近效期药品。

（2）过期药品　超过有效期的药品为过期药品（含超过有效期的赠品）。为避免出现药品纠纷，距失效期30天的药品，按过期药品进行处理，不得出现在门店。

二、操作流程

1. 查看近效期药品　每月导出《门店近效期商品报表》及《门店库存商品报表》，同时找出近效期药品进行核对。

2. 标记近效期药品　门店必须对近效期药品加贴“近效期药品提示卡”，告知顾客还差几个月过期，同时填写近效期药品销售告知跟踪表如表6-11所示，提醒消费者根据自身情况购买和服用。制订相应的促销方案，提醒店员进行销售。

门店店长对本门店药品效期管理负责，不允许私自要货、退换货等。质管部每月定期导出门店中距有效期30天的药品，督促门店回收近效期药品，填写近效期药品处理情况表如表6-12所示。

表6-11　近效期药品销售告知跟踪表

购药时间	通用名	商品名	规格	数量	生产单位	批号	有效期	被告知人	联系方式	告知情况	告知内容
											在药品有效期内使用药品，严防使用过期药品

表6-12　近有期药品处理情况表

填表日期：　年　月　日

片区	门店编号	门店	商品名	通用名	规格	批号	有效期	数量	生产企业	回收情况	回收时间	店长	质管员

3. 药品下架　对于过期药品，由公司指定部门执行报损过期药品。

目标检测

参考答案

本章小结

单项选择题

1.根据GSP要求，下列药品可以陈列的是（　　）

A.第二类精神药品　　B.毒性中药

C.罂粟壳　　D.野山参

2.以下说法不正确的是（　　）

A.处方药与非处方药应分柜摆放　　B.内服药与外用药应分开存放

C.拆零药品可以分散陈列　　D.特殊管理药品应按国家有关规定存放

3.药品储存相对湿度一般应控制在（　　）

A. 45%~75%　　B. 40%~80%

C. 35%~75%　　D. 35%~85%

4.一个280m^{2}的平面仓库，需安装（　　）个温湿度监测测点

A. 2　　B. 3

C. 4　　D. 5

5.有关近效期药品说法不正确的是（　　）

A.药品有效期为1年内的（含1年），距失效期1/3为近效期药品

B.药品有效期为1年以上至1年半的（含1年半），距失效期6个月为近效期药品

C.药品有效期1年半以上的，距失效期10个月为近效期药品

D.超过有效期的药品

项目七　用药指导

学习目标

通过本章内容学习，学生能够：

1.掌握药店常见疾病的病因和表现、治疗药物选择、用药指导与健康管理措施。

2.学会指导常见疾病的治疗药物选择和用药注意事项。

3.培养认真、严谨、负责的工作态度和关心患者、以患者为中心、为患者健康服务的职业素养。

情境导入

情境描述　某日，小张在门店接待了一位顾客，该顾客因与同事外出聚餐，回家后出现腹泻症状，还伴有腹痛、腹胀，大便呈稀水样，混有未消化食物残渣，便后腹痛可暂时减轻。

讨论　1.作为店员，应为该顾客推荐哪些治疗药物？

2.请为患者提供合理用药指导和健康管理建议。

为了更好地指导患者用药，药店店员需要掌握常见疾病的专业知识，指导患者合理用药，告知患者健康管理的注意事项，提高用药依从性，保证用药安全有效。

任务一　发　热

（一）概述

发热俗称发烧，是指人体体温升高，超过正常范围如表7-1所示。

表 7-1 发热的温度

直肠温度	口腔温度	腋下温度	低热	中等度热	高热	超高热
>37.6℃	>37.3℃	>37.0℃	腋温 37.4~38℃	腋温 38.1~39℃	腋温 39.1~41℃	腋温 >41.0℃

发热是人体对致病因子的一种全身性防御反应。临床上绝大多数发热是感染性发热，如细菌、病毒、支原体、衣原体、寄生虫等所导致的感染可引起发热。

主要表现是体温升高、脉搏加快，可伴有头痛、咽喉痛、四肢肌肉疼痛、咳嗽等。突发热常为0.5~1天，持续热为3~6天。

（二）药物治疗

应明确诊断，针对病因进行积极治疗。如感染性发热，应根据感染源不同选择有效药物进行治疗。同时对症进行退热治疗，一般体温不超过38.5℃者建议采用退热贴、温水沐浴等物理降温方法，发热超过38.5℃时，可使用退热药。

常用退热药物的特点及服用方法如表7-2所示。

表 7-2 常用退热药物的特点及服用方法

退热药	特点	用法用量
对乙酰氨基酚	退热药首选。解热作用强，镇痛作用较弱，无明显抗炎作用。作用缓和持久，对胃肠道刺激小。正常剂量下对肝脏无损害	口服，儿童一次10~15mg/kg（总量<600mg），每4~6小时一次，24小时内不得超过4次 成人一次0.3~0.6g，每4小时1次或每日4次，一日总量不超过2g
布洛芬	解热作用与阿司匹林相似但更持久，镇痛作用强、抗炎作用弱，胃肠道不良反应较轻	口服，儿童，一次5~10mg/kg，每6小时1次，每日≤4次（用于3个月以上儿童） 口服，成人，止痛一次0.2~0.4g，每4~6小时1次，成人用药一日最大限量一般为2.4g
阿司匹林	解热镇痛作用较强，但胃肠道反应较重。因可能引起“瑞氏综合征”，一般不推荐用于儿童退热	口服，成人一次0.3~0.6g，每日3次
贝诺酯	为对乙酰氨基酚与阿司匹林的酯化物，疗效与阿司匹林相似，但不良反应小，作用时间长	口服，成人一次0.5~1g，每日3~4次。老年人用药一日不超过2.5g

（三）用药指导与药师提示

解热镇痛药用于退热一般不超过3天，如症状未缓解应及时就医，以免掩盖病情，延误诊治。应用解热镇痛药时应严格掌握用量，注意给药时间间隔。

解热镇痛药对胃肠道有一定的刺激，多数解热镇痛药（肠溶剂除外）不宜空腹服药，宜在餐后30分钟服用。不宜同时应用两种及以上的解热镇痛药，以免引起肝、肾、胃肠道损伤或出血，服药期间不宜饮酒或饮用含有乙醇的饮料。

肝肾功能不全、血小板减少症、有出血倾向、上消化道出血或穿孔病史者应慎用或禁用解热镇痛药；妊娠期及哺乳期妇女应尽量避免使用或慎用解热镇痛药；且此类药物中大多数之间有交叉过敏反应。

（四）健康管理

密切监测体温、脉搏、呼吸、意识，有无持续嗜睡、精神反应差等情况。及时补充水分和电解质，防止因水分丢失过多导致虚脱或休克。少量多餐，给予清淡、易消化的饮食，补充能量和蛋白质。多休息，保证充足的睡眠。调节室温，注意通风，保持空气清新。

任务二　头　痛

（一）概述

头痛是临床上常见的症状，是指头颅上半部疼痛，包括额部、颞部、顶部、枕部的疼痛。头痛可以是多种疾病的前驱症状，如感染、血管病变、高血压、鼻窦炎、青光眼、精神紧张、失眠等。

头痛程度轻重各异，疼痛时间长短不同，形式多种多样，以胀痛、闷痛为主，也有撕裂样痛、针刺样痛、电击样痛等，偏头痛常表现为搏动性跳痛，严重者会出现恶心、呕吐等症状。由于疼痛的刺激，常引起人体生理功能的紊乱，如失眠、焦虑、烦躁、耳鸣、肢体功能受限等，严重者影响工作和生活。

（二）药物治疗

由于引起头痛的原因较多，所以治疗时应首先明确诱发原因，针对引起头痛的原发疾病进行积极治疗。如病因不能立即纠正或头痛急性发作时，可给予止痛等对症治疗以缓解头痛症状。

常用治疗药物主要有对乙酰氨基酚、布洛芬、阿司匹林等解热镇痛药，同时应针对不同类型头痛采用不同的治疗方案如表7–3所示。

表7–3　不同类型头痛的药物治疗方案

头痛类型	治疗方案
紧张性头痛	放松颈部的肌肉，养成良好生活习惯，谷维素、维生素B_1联合治疗 长期精神较紧张者，推荐地西泮片 慢性紧张性头痛，头痛史较长，常是抑郁、焦虑等心理疾患的表现，推荐抗抑郁药氟西汀、帕罗西汀
反复性偏头痛	推荐麦角胺咖啡因片、罗通定、苯噻啶、舒马普坦、佐米曲普坦
三叉神经痛	首选卡马西平，无效时可用苯妥英钠或氯硝西泮

（三）用药指导与药师提示

解热镇痛药用于头痛一般不超过5天，如症状未缓解应及时就医。

阿司匹林、对乙酰氨基酚、布洛芬等解热镇痛药，通过抑制环氧酶而减少前列腺素的合成，对钝痛如头痛、牙痛、肌肉痛、关节痛、痛经等有较好的缓解效果，而对创伤性剧痛和内脏平滑肌痉挛引起的绞痛几乎无效。解热镇痛药的用药指导与药师提示见本项目任务一发热。

维生素 B_1 可调节神经传导，缓解紧张性头痛。人体如缺乏维生素 B_1 可导致脑组织中丙酮和乳酸堆积，刺激血管平滑肌收缩，诱发头痛。

（四）健康管理

养成良好工作和生活习惯，纠正导致头颈部肌肉紧张性收缩的非生理性姿势，如长期伏案工作等，常放松颈部的肌肉，劳逸结合。大多数头痛与精神因素有关，应加强心理疏导，保持乐观情绪，缓解精神压力，保证充足的睡眠。清淡饮食，少吃巧克力、辛辣刺激食物、生冷食物，多喝水，多吃水果，补充蛋白质和电解质。

任务三　普通感冒

（一）概述

普通感冒，又称“伤风”，是最常见的急性上呼吸道感染性疾病。一年四季均可发病，但在季节交替或冬、春季节更常见。感冒大部分由病毒引起，如鼻病毒、冠状病毒、副流感病毒、埃可病毒、柯萨奇病毒、腺病毒等。感冒可通过直接接触传染或通过接触感冒患者的呼吸道分泌物而传染，由于传播速度小，一般不会造成大流行。

普通感冒起病较急，早期症状主要以鼻部卡他症状为主，包括打喷嚏、鼻塞、流清水样鼻涕等，初期也有咽部不适、咽干、咽痒、咽部烧灼感、声音嘶哑等症状。一般无发热及全身症状，或仅有低热。但严重者除发热外，还可有乏力不适、畏寒、四肢酸痛、头痛、食欲不振等症状。

普通感冒一般5~7天后可痊愈。但儿童和老年人易出现感冒并发症，伴有基础疾病者的感冒症状会较重且易迁延，易出现并发症，使病程延长。

（二）药物治疗

因病情具自限性，原则上尽量不用药，应嘱患者充分休息，保证充足睡眠，补充水分，保持房间空气流通。对症状较重者，以对症治疗（解热、镇痛、镇咳、祛痰、减轻鼻充血等）、缓解症状为主。

由于感冒症状复杂多样，常用的抗感冒药多为复方制剂，制剂组方主要有以下成分如表7–4、表7–5所示。

表 7–4 抗感冒药组方主要成分

成分	作用	代表药物
解热镇痛药	缓解发热、头痛、关节痛、肌肉痛、全身酸痛等症状	对乙酰氨基酚、布洛芬、阿司匹林
鼻减充血剂	减轻鼻窦、鼻腔黏膜血管充血，缓解鼻塞症状	伪麻黄碱、麻黄碱等
抗组胺药	缓解打喷嚏、流鼻涕症状，具有轻微的镇静作用	氯苯那敏、苯海拉明等
镇咳药	缓解咳嗽症状	右美沙芬等
中枢兴奋药	加强解热镇痛药的作用，拮抗抗组胺药的嗜睡副作用	咖啡因

表 7–5 常用抗感冒药及服用方法

药品名称	成分	用法用量
酚麻美敏片	每片含对乙酰氨基酚325mg，盐酸伪麻黄碱30mg，氢溴酸右美沙芬15mg，马来酸氯苯那敏2mg	口服，成人每次1~2片，每6小时1次，24小时内不超过4次
酚麻美敏口服溶液	每1ml口服溶液含对乙酰氨基酚32mg、氢溴酸右美沙芬1mg、盐酸伪麻黄碱3mg和马来酸氯苯那敏0.2mg	口服，2~5岁儿童每次5ml；6~11岁儿童每次10ml；每4~6小时一次，24小时内不超过4次
小儿氨酚黄那敏颗粒	每袋含对乙酰氨基酚125mg、马来酸氯苯那敏0.5mg、人工牛黄5mg	口服，1~3岁（体重10~15kg）一次0.5~1袋，4~6岁（体重16~21kg）一次1~1.5袋，7~9岁（体重22~27kg）一次1.5~2袋，10~12岁（体重28~32kg）一次2~2.5袋，每日3次
氨咖黄敏胶囊	每粒含对乙酰氨基酚250mg、咖啡因15mg、马来酸氯苯那敏1mg、人工牛黄10mg	口服，成人一次1~2粒，每日3次

（三）用药指导与药师提示

普通感冒多为病毒感染，应避免滥用抗菌药物治疗，但若有合并细菌感染（如化脓性鼻窦炎、咽炎、气管炎、支气管炎或肺炎）时，需要使用抗菌药物治疗。

治疗普通感冒的复方制剂成分复杂，禁止同时服用两种抗感冒药，抗感冒药与其他药物联用时，也应注意是否存在相同的成分，避免重复用药而导致药品不良反应。抗感冒药一般连续服用不宜超过7天。

复方抗感冒药中的抗组胺成分具有镇静作用，服药期间应避免驾驶车辆、从事高空作业及操作精密或危险机器。心脏病、高血压、甲状腺功能亢进患者慎用或禁用含鼻减充血剂成分的抗感冒药。

（四）健康管理

季节交替时注意防寒，避免发病诱因，少去人群密集、空气不流通的公共场所，防止交叉感染。保持良好的个人卫生习惯，勤洗手，戴口罩，保持环境清洁和通风。养成良好生活和饮食习惯，清淡饮食，充分饮水，适宜锻炼，劳逸结合。

任务四 咳 嗽

（一）概述

咳嗽是人体的一种反射性防御动作，也是呼吸系统疾病所伴发的常见症状。通过咳嗽可以清除呼吸道内分泌物或异物，保持呼吸道的清洁和通畅。但频繁剧烈的咳嗽，不仅增加患者的痛苦，影响患者的工作、生活，还可能会使呼吸道内感染扩散，引起其他并发症。

咳嗽可持续数日甚至数月，按病程时间可分为急性咳嗽（<3周）、亚急性咳嗽（3~8周）、慢性咳嗽（>8周）。急性呼吸道感染导致的咳嗽可持续数日，在炎症控制后多可消失；感冒伴随咳嗽多为轻咳或干咳，有时伴有少量稀薄痰液；流感伴随咳嗽多为干咳，偶有少量白痰，可伴有发热、头痛、咽痛、胸痛等症状。

（二）药物治疗

在治疗咳嗽时，应首先明确病因，针对原发疾病进行积极治疗，然后根据咳嗽的症状和类型来选择药物如表7-6所示。对于干咳，可单用镇咳药，但如果咳嗽伴随较多咳痰量时，则不能单独使用镇咳药，应合用祛痰药。

表7-6　常见的咳嗽治疗药物及其特点

镇咳药	作用特点	用法用量
磷酸苯丙哌林	非麻醉性镇咳药，强效，作用为可待因的2~4倍，奏效迅速，适用于刺激性干咳或阵咳、剧咳以及白天咳嗽	成人，口服，一次20~40mg，每日3次
氢溴酸右美沙芬	非依赖性中枢镇咳药，作用效果与可待因相似，但无镇痛作用，无成瘾性 大剂量（一次30mg）时有效时间可长达8~12小时，故适用于夜间咳嗽以保证睡眠	口服，成人，一次10~20mg，每日3~4次
枸橼酸喷托维林	非成瘾性镇咳药，镇咳作用强度为可待因的1/3，适宜咳嗽较弱者，5岁以下儿童不宜使用	口服，成人，一次25mg，每日3~4次；5岁以上儿童一次0.5~1mg/kg，每日2~3次
磷酸可待因	中枢依赖性镇咳药，镇咳作用强大而迅速，镇咳作用约为吗啡的1/4，镇痛作用为吗啡的1/12~1/7，适用于较剧的频繁干咳，尤其适用于伴胸痛的咳嗽患者。18岁以下青少年儿童禁用	口服，成人，一次15~30mg，每日30~90mg

续表

镇咳药	作用特点	用法用量
盐酸氨溴索	降低痰液黏度，使之易于咳出，适用于各种原因引起的痰液粘稠、咳痰困难者	急性疾病或慢性疾病的初始治疗：成人，一次30~60mg，一日2~3次，如需长期服用，14天后剂量可减半；餐后服
羧甲司坦		口服，成人，一次0.25~0.5g，每日3次

（三）用药指导与药师提示

镇咳药连续服用一般不超过7天，如症状未缓解或伴有发热、皮疹、哮喘及肺气肿等症，应及时就医。

干咳可单用镇咳药；对痰液较多的咳嗽应合用祛痰药，若单纯使用镇咳药，可能会引起痰液在呼吸道滞留。

苯丙哌林对口腔黏膜有麻醉作用，服用时需整片吞服，勿嚼碎，以免引起口腔麻木。右美沙芬可引起嗜睡，服药期间应避免驾驶车、船、从事高空作业及操作精密或危险机器，妊娠三个月内的孕妇及哺乳期妇女禁用。青光眼及心力衰竭患者应慎用喷托维林。

服用血管紧张素转换酶抑制剂（卡托普利、依那普利等）可能导致患者出现干咳症状，这是该类降压药物常见的不良反应，停药后可缓解，通常停药后1~4周咳嗽消失或明显减轻。

（四）健康管理

保持环境清洁和通风，减少环境对呼吸道的刺激。季节交替时注意防寒，预防感冒，注意休息和保暖。养成良好的生活习惯，劳逸结合，加强体育锻炼，多进行户外活动，增强体质。注意饮食调节，注意食补养肺，清淡饮食，忌荤腥、油腻及辛辣食物，戒烟戒酒。

任务五　消化不良

（一）概述

消化不良是指一组表现为上腹部不适症状的临床综合征，主要包括上腹痛、上腹烧灼感、餐后饱胀感、腹胀、早饱、嗳气反酸、恶心呕吐等。根据病因可分为功能性消化不良和器质性消化不良。

其中，功能性消化不良发生率最高，是指有消化不良症状，但经检查却无确切的器质性疾病者，其发病原因可能与精神心理因素有关，如抑郁、焦虑、恐惧、睡眠不足等。老年人由于年龄增大而胃肠动力不足，胃排空缓慢，食物在胃内停留时间过长，也会导致功能性消化不良。

（二）药物治疗

首先明确病因，针对原发疾病进行积极治疗。然后对症处理，根据具体症状，选择治疗药物如表7–7所示。

表7–7　不同症状消化不良的药物治疗

消化不良症状		药物治疗
食欲减退		增加食欲药，口服维生素 B_1、维生素 B_6 或干酵母片
消化酶不足	胰腺分泌功能不足	胰酶片或胰酶肠溶胶囊，多酶片
	胆汁分泌不足	复方阿嗪米特肠溶片（每片含阿嗪米特75mg、胰酶100mg、纤维素酶$_{4000}$ 10mg、二甲硅油50mg）
	蛋白质进食过多	乳酶生、胃蛋白酶合剂
餐后不适综合征		促胃肠动力药，甲氧氯普胺（老年人慎用）、多潘立酮、莫沙必利
慢性胃炎、胃溃疡、十二指肠炎等导致的消化不良		口服抗酸药、抑酸药和胃黏膜保护剂。但若伴有腹部疼痛、发热、尿色深等症状，则有患慢性胆囊炎、胃溃疡或肝炎的可能，应及时就医
精神因素者		精神调适，必要时口服地西泮

（三）用药指导与药师提示

干酵母和乳酶生的不良反应较少，但过量服用可能发生腹泻。消化酶或微生态制剂，大多性质不稳定，应根据说明书要求正确储存，送服时不宜用热水。胃蛋白酶在碱性环境中活性降低，不宜与抗酸药同服。胰酶在酸性条件下易被破坏，因此胰酶为肠溶片，应餐前整片吞服，不得碾碎或溶解后服用，不宜与酸性药物同服，与等量碳酸氢钠同服，可增加疗效。

嗜铬细胞瘤、乳癌、机械性肠梗阻、胃肠出血等疾病患者禁用多潘立酮。多潘立酮有加重心律失常的风险，心脏病患者（心律失常）以及接受化疗的肿瘤患者用时应慎重。

（四）健康管理

养成良好的饮食习惯。饮食均衡适量、规律，不暴饮暴食。避免进食不易消化、荤腥、油腻、辛辣、生冷食物及饮用各种易产气体的饮料，戒烟戒酒。

注意气候温度的变化，注意腹部保暖，避免寒冷刺激。

养成良好的生活习惯，生活规律，劳逸结合，充足睡眠，做好自我心理调适，保持心情舒畅、情绪乐观，缓解精神压力。

任务六　腹　泻

（一）概述

腹泻，俗称“拉肚子”，是一种消化道疾病常见症状，指排便次数明显超过正常的频率（一日内超过3次），粪便中含水量增加（>85%），或伴有黏液、脓血或未消化的食物。按病程分类，腹泻可分为急性、慢性两种类型。

1.急性腹泻　发病急剧，多由病毒、细菌、寄生虫、真菌等引起的感染所致，其中病毒（如轮状病毒、诺如病毒）感染导致急性腹泻的比例远超其他病原体，病程在2~3周之内。

2.慢性腹泻　起病缓慢，一般指病程在4周以上或间歇期在2~4周内的复发性腹泻。慢性腹泻病因比较复杂，最常见的是由消化系统疾病（如胃部疾病、肠道肿瘤、肝胆疾病）、全身性疾病（内分泌及代谢障碍疾病）引起。

（二）药物治疗

腹泻治疗时，应首先明确病因，针对原发疾病进行积极治疗。同时，采用补液、止泻等方式进行对症治疗。应根据腹泻的类型和症状来选择药物如表7-8所示。

表7-8　不同类型和症状腹泻的药物治疗

腹泻类型	药物治疗及代表药物
感染性腹泻	痢疾、大肠埃希菌感染的轻度急性腹泻，首选盐酸小檗碱（黄连素）
	严重的细菌感染性腹泻，可选用喹诺酮类或头孢类抗生素，如左氧氟沙星、环丙沙星
	病毒性腹泻，可选用抗病毒药，如利巴韦林；及时补充液体和电解质，也可提前口服轮状病毒疫苗
消化性腹泻	因胰腺功能不全引起或摄食脂肪过多而导致的消化不良性腹泻，应服用胰酶 因摄食蛋白质过多，消化不良而导致腹泻者，应服胃蛋白酶
激惹性腹泻	因外界各种刺激引起的腹泻，可选用蒙脱石散
肠道菌群失调性腹泻	使用微生态制剂，调节肠道的正常菌群，抑制致病性菌群的过度生长，如双歧杆菌三联活菌胶囊、枯草杆菌二联活菌颗粒
腹痛较重者或反复呕吐腹泻者	可使用消旋山莨菪碱片或颠茄片
各种原因所致的急慢性腹泻	抗动力药可缓解急性腹泻症状，首选洛哌丁胺或复方地芬诺酯片

（三）用药指导与药师提示

腹泻可引起人体大量水分和电解质的丢失，发生水、盐的代谢紊乱，严重时可危及生命。因此长期或剧烈腹泻时应及时补充水和电解质，可使用口服补液盐。口服补液盐含有氯化钠、氯化钾、碳酸氢钠（或枸橼酸钠）和葡萄糖，为口服制剂，配制时应强调规范操作，确保含量准确，以免影响疗效。

盐酸小檗碱不宜与鞣酸蛋白合用，因为二者合用会生成难溶性鞣酸盐沉淀，降低疗效。

蒙脱石散能覆盖保护消化道黏膜，修复、提高黏膜屏障对攻击因子的防御功能，如需同时服用其他药物，建议与蒙脱石散间隔一段时间。

微生态制剂可以调节肠道的菌群平衡，主要用于肠道菌群失调性腹泻或激惹性腹泻。对感染性腹泻治疗后期，也可起到辅助以恢复菌群平衡的作用。微生态制剂多为活菌制剂，所以为避免效价降低，一般不宜与抗生素、药用炭、小檗碱等同时使用，如需合用，至少间隔2~3小时。

洛哌丁胺不应用于需要避免抑制肠蠕动的患者，如肠梗阻、胃肠胀气或便秘患者；且禁用于伴有高热和脓血便的急性细菌性痢疾；用药过程中出现便秘或48小时仍无效者应停药。

复方地芬诺酯片长期应用时可产生依赖性，宜用常量短期治疗，以免产生依赖性。

（四）健康管理

注意饮食卫生，不吃不洁、生冷、荤腥、油腻及辛辣食物。养成良好的生活习惯，保证充足睡眠，劳逸结合，适当锻炼，增强体质。注意气候温度的变化，注意腹部保暖。合理使用抗生素，避免长期滥用广谱抗生素而导致肠道菌群失调。避免交叉感染。感染性腹泻易引起流行，应注意消毒隔离。

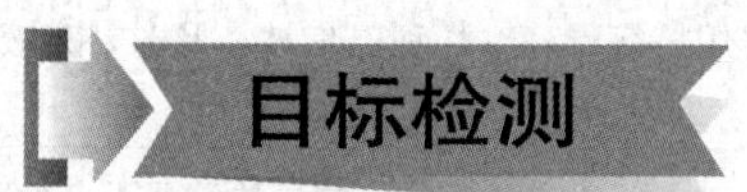

参考答案

本章小结

单项选择题

1.阿司匹林有可能引起（　）

A.交叉过敏反应　　B.血小板减少症

C.瑞氏综合征　　D.过敏反应

2.儿童感冒切忌服用的是（　）

A.对乙酰氨基酚　　B.安乃近

C.布洛芬　　D.阿司匹林

3.“不宜同时应用两种及以上解热镇痛药”的主要原因是（　）

A. 可能引发出血　　B. 可能导致过敏反应

C. 可能导致血管性水肿　　D. 可能引起肝、肾、胃肠道的损伤

4. 伴有高血压的患者应慎用的是（　）

A. 对乙酰氨基酚　　B. 氯苯那敏

C. 含伪麻黄碱的复方制剂　　D. 含可待因的复方制剂

5. 解热镇痛药用于退热，两次用药的间隔时间应为（　）小时

A. 2~4　　B. 4~6

C. 6~8　　D. 3~5

E. 5~7

项目八 销 售

学习目标

通过本章内容学习，学生能够：

1. 掌握药品销售的流程、技巧，药店收银工作流程；熟悉关联销售的原则及技巧。
2. 学会根据药品销售、收银的工作流程完成销售和收银工作。
3. 培养严谨、细致、认真、负责的工作作风和礼貌待客、热情服务的良好职业素养。

情境导入

情境描述 某日，小张工作的药店，来了一位年轻女性顾客。顾客自述口腔溃疡，疼痛难忍，无法正常进食，希望小张能为她推荐有效的治疗药物。

讨论 你觉得小张应该如何接待这位顾客呢？

任务一 销售技巧

一、销售前的准备

营业员在进行药品销售前应做好相应的准备工作，准备工作是否充分直接关系到销售工作能否顺利进行。充分的准备工作，才能使销售有条不紊地进行，保证药店在营业时忙而不乱，有效减少顾客的等待时间，提高工作效率，避免差错和事故的发生。销售前准备工作主要包括以下5个方面。

1. 营业员的个人准备 营业员的形象代表着药店的形象，良好的仪容仪表可以给顾客留下美好的第一印象，利于销售工作的开展与进行。营业员仪容仪表应整洁大方，穿着工作服、佩戴工作牌。女性应化淡妆；男性不应留长发、蓄胡须。岗前调整情绪，保持精神饱满、心情愉悦。

2. 营业环境的准备 干净、整洁、卫生、明亮的营业环境可以给顾客温馨、舒适、干净、健康的感觉。因此，药店开门营业之前，营业员要做好店铺内外的卫生清洁工作，包括店铺门前、出入口、橱窗、招牌、店内地面、墙面、柜台、货架等，做到营业环境明亮整洁卫生、空气清新、物品清洁无尘、摆放整齐有序、通道畅通无阻。

3. 药品的准备 营业员在营业前要检查卖场货架、柜台的药品是否齐全，如有缺货，应及时补齐；对货架、柜台上的药品进行整理，有序归类，并且摆放整齐、美观，不留有空位；核对药品价格价签，对于新上架或调价药品需及时更换价签；对于需要拆包、开箱的药品，要事先拆开包装；检查药品有效期及其外观质量，如发现破损、霉变、污染等不合格情况，要及时按《药品经营质量管理规范》规定处理，保证药品处于良好的待售状态。

4. 熟悉价格 营业员应熟知并能准确说出店内药品的价格，以赢得顾客的信任，若顾客询问价格时，营业员不熟悉价格，临时手忙脚乱地查找，就会使顾客心生疑虑，甚至打消购买的念头。

5. 销售工具的准备 营业员应根据卖场需要准备相应的销售工具，包括计价收银用具（如电子收银机、医保刷卡机、电子支付扫码机、电子计算器、笔、复写纸、发票等）、计量用具（如电子秤、戥称等度量衡器）、包扎用具（如纸、袋、盒等）。同时，还应准备找零钱款，方便现金结算，检查网络是否畅通以保证电子结算的顺利进行。另外，应当备齐各种宣传材料，置于顾客易拿到的地方，方便顾客查询。

二、非处方药的销售

零售药店非处方药的销售以顾客自选结合营业员的用药推荐、介绍与指导为主。因此，药店营业员应适时抓住与顾客接触的机会，恰当地进行药品推荐和介绍，以便促进销售。其基本流程如下（图8-1）。

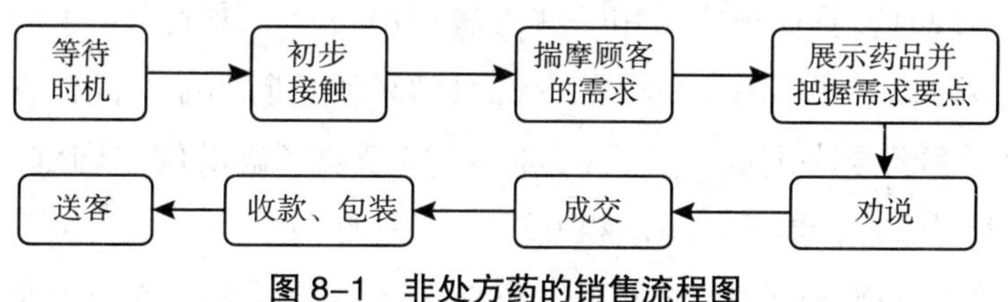

图 8-1 非处方药的销售流程图

1. 等待时机 日常工作中，营业员应时刻保持良好的精神面貌，随时做好迎接顾客的准备。营业员不能擅自离开个人岗位，不能交头接耳、相互闲聊，应保持精神饱满，坚守个人工作岗位，耐心等待时机。

2. 初步接触 顾客进店后，营业员可以边跟顾客寒暄，边与顾客接近，这称之为“初步接触”。与顾客初步接触时要选择合适的时机，如当顾客较长时间凝视某种药品，若有所思时；当顾客从凝视某药品抬起头来时；当顾客在某个货架旁停下脚步时；当顾客用目光在搜寻时；当顾客与营业员有目光接触时。在合适的时机，营业员可通过与顾客打招呼、询问顾客的购买意向、直接向顾客介绍其意向药品等方式与顾客接触，不易引起顾客的反感。

3.揣摩顾客的需求 为了更好地向顾客推荐适合的药品，营业员需学会观察顾客的表情和动作，观察顾客对所推荐药品的反应，询问顾客的意见和想法，认真倾听从而揣摩顾客的真实需求和购买意向。

4.展示药品并把握需求要点 初步了解顾客的需求和意向后，营业员需对药品进行展示。营业员应结合专业知识，以通俗易懂的语言介绍药品，让顾客正确了解药品的疗效、使用方法和注意事项等信息，也可以同时介绍几种药品供顾客进行选择。如展示过程中，顾客表现出疑虑，应有针对性对顾客的疑虑进行有效说明。当展示不同价位的药品时，一般应按照从低档到高档的顺序进行展示。

在药品展示过程中，营业员应善于观察，了解顾客对药品众多需求中最主要的需求点，把握销售要点，有的放矢地向顾客进行说明，促进最终交易的达成。

5.劝说 顾客在听了营业员的介绍后，往往还需要进行比较、权衡，才能做出最终的购买决策。这时营业员要及时抓住机会，通过劝说达成购买。劝说应主要围绕药品质量和信誉，应采用恰当的方式，实事求是进行劝说。

6.成交 当顾客对药品和营业员产生信任后，就会做出是否购买的决定。而有的顾客还是会有一些顾虑，但又不好向店员说明，这时就需要店员作出进一步的服务工作。

当出现下列情况时，就意味着成交的时机出现了：①当顾客表示对某个药品非常有兴趣时；②当顾客对某一销售要点表示赞许，频频点头时；③顾客突然不再发问，若有所思时；④顾客对同一问题反复询问时；⑤顾客开始注意价格，咨询购买数量时。

当成交时机出现时，营业员应采用一些方法来加快、促进成交：①为顾客确定一个有效的选择范围，不要再给顾客看新的药品；②对顾客的意向药品作简要说明，促使顾客下定决心；③假设顾客已经决定购买了，询问一些所需要考虑的细节问题。但要注意的是，不宜急于盲目地催促顾客，更不能态度粗暴、言语生硬。

7.收款、包装 顾客已经决定购买后，营业员应引领顾客到收银台交款。收款时，营业员必须清楚准确地唱收唱付。包装前应再次检查商品质量，确认是否有破损、脏污等情况，包装时动作要快捷稳妥，包装要力求安全、整齐、美观，同时可以向顾客提一些善意的建议，增强与顾客之间的感情联络。

8.送客 包装完毕后，营业员应双手将商品递给顾客，并真诚向顾客道谢。同时，要提醒顾客注意是否落下物品。

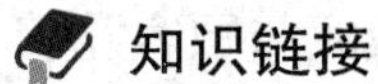

销售要点

营业员在做销售说明时应注意以下要点。

（1）应用“5W1H”的原则，明确顾客购买药品是要由何人使用（who），在何处使用（where），在什么时候使用（when），需要用什么（what），为什么需要（why）以及如何使用（how）。

（2）说明要点时，语言应通俗易懂、言简意赅、不要使用太多专业术语。

（3）能形象、具体地表达药品的优缺点，注意先说缺点，再说优点。

（4）针对顾客提出的问题进行说明。

三、西药处方药的销售

在零售药店，经常会有患者持处方购药，因此药店服务人员应熟悉处方药的销售流程（图8–2）。

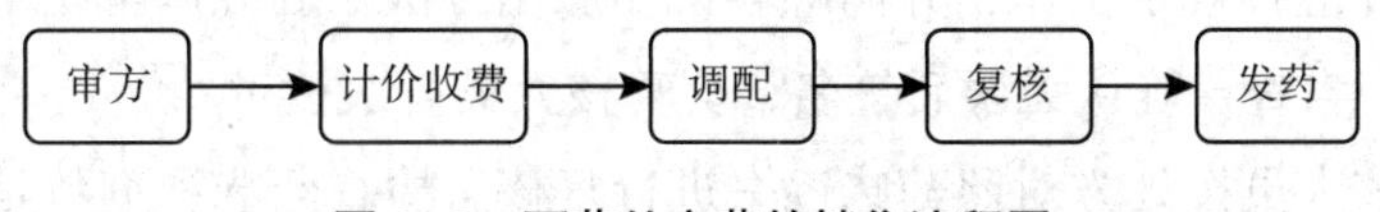

图 8–2　西药处方药的销售流程图

1. 审方　由执业药师对处方进行审核，审查内容包括处方的形式审核和用药适宜性的审核。具体包括以下内容：确认处方的合法性，审核处方前记、正文、后记等书写是否完整、清晰、规范；审核处方用药与临床诊断是否相符，剂量和用法是否正确，剂型与给药途径是否合理，是否有重复用药现象，是否有潜在临床意义的药物相互作用和配伍禁忌，是否存在其他用药不适宜情况，应特别注意特殊人群的合理用药。处方审核无误，由执业药师签名确认。对项目不齐、字迹不清、用法用量不准确，或存在配伍禁忌等处方应拒绝调配和销售，执业药师不得擅自更改处方，应告知顾客要求医生更改或重新开具。

2. 计价收费　依据执业药师签名后的处方，营业员进行计价收费，并开具凭证。

3. 调配　按照调配规程，由具有药学专业技术资格的人员进行处方调配。调配应严格按照处方内容逐项调配，调配人员应认真、仔细，防止差错，同时做到“四查十对”，如有疑问应立即向处方审核人员咨询。处方调配好后，在处方上签字，处方按照有关规定保存备查。

4. 复核　处方核对人员按处方对照药品逐一复核，如发现错误应立即告知调配人员予以更正。复核无误后签字、发药。

5. 发药　发药时，应按照药品说明书或者处方用法，对顾客进行用药指导，详细说明药品用法、用量、不良反应和注意事项，如顾客有疑问，应耐心回答，最后与顾客礼貌道别。

四、中药处方药的销售

零售药店的中药处方主要包括中药饮片处方和中成药处方，中成药处方药的销售与西药处方药的销售流程一致，而中药饮片处方药的销售具体操作流程如下。

1. 审方　处方审核人员为执业药师（中药），审核内容：确认处方的合法性，审核处方前记、正文、后记等书写是否完整、清晰、规范；审核剂量、剂数、先煎、后下等特殊要求是否书写规范；审核有无配伍禁忌和妊娠禁忌；审核是否超剂量用药；必要时，应经处方医师更正或者重新签字方可计价调配；如有短缺品种，应请处方医生更换他药，药师不得擅自更改处方。

2. 计价收费　依据药师签名后的处方，营业员进行计价收费，并开具凭证，应注意严格执行物价政策、按质定价。

3. 调配　按处方顺序逐一称取每一味中药；一方多剂时逐称分戥，并按处方顺序摆放；对有先煎、后下、包煎、另煎、冲服、烊化等特殊要求的，应单包并注明煎用方法；需临方加工的饮片应按规定操作，并向顾客说明服用方法。处方调配完毕，调剂人员应对所调配的品种逐个自查，确认无误后签名，交复核人员再次核对。

4. 复核　复核人员按处方对照药味逐一进行复核。检查药味和剂数是否正确，剂量是否准确，有无多配、漏配、错配等现象；再次检查处方中有无配伍禁忌、妊娠禁忌等情况，毒性中药是否超剂量等。

5. 发药　核对顾客的姓名、剂数无误后发药，避免差错。发药时应向顾客详细交代煎煮方法、用法用量、注意事项等，如顾客有疑问，应耐心回答。

五、临时缺货药品的销售

当顾客欲购买的药品缺货时，营业员应按以下流程规范操作。

1. 查找药品　应尽最大努力查找，如为连锁门店可在门店间进行调货，不可随便答复顾客无货。如果其他门店有货，且顾客愿意等，可就近快速取回。若确认无货又无法及时调货时，可向顾客介绍其他同类替代药品，但必须尊重顾客意愿，不能强求顾客购买。

2. 记录联系方式　若顾客坚持要购买原缺货药品，可先了解下批到货时间，请顾客留下联系方式（电话、微信或邮箱），到货后立即通知顾客或为顾客送货上门。若顾客不愿留下联系方式，可将药店的联系方式告知顾客，同时将顾客需购药品的信息等资料作好记录，请顾客后续联系药店进行询问。

3.落实货源　请采购员尽快与厂商联系，落实货源，尽快送货；并根据采购部的意见尽快回复顾客。

4.回复顾客　无论货源能否落实，药店都应在约定时间联系顾客。若药品到货，应尽快通知顾客或联系送药上门；若暂时无法落实货源，也应该回复顾客并继续跟踪落实。

六、关联销售

关联销售，是指以医学、药学知识为指导，在联合用药的基础上，把几种与治疗疾病相关的产品（药品、医疗器械、食品、辅助治疗）一起推荐销售。

（一）关联销售的意义

1.有助于增强疗效　联合多种用药方案、多样化的给药途径比使用单一药品疗效更显著，可以更有效地促进患者治疗、康复和保健。

2.有助于提高营业额和利润　关联销售可以延伸需求，提升客单价，提高购买率，有助于提升营业额和利润水平。

3.有助于提升药店的管理水平　关联销售对药店营业员提出更高的要求，更能体现药店经营的专业性，对药店的管理水平也提出了更高的要求。

（二）关联销售的技巧

1.药品与药品之间的关联

（1）内服药与外用药结合　这种方法讲究标本兼治。如针对荨麻疹可以内服氯雷他定，外用炉甘石洗剂；针对妇科炎症推荐内服药、外用栓剂和外用洗剂联合使用；针对儿童消化性腹泻可以内服枯草杆菌二联活菌颗粒、蒙脱石散，外用丁桂儿脐贴等。

（2）西药与中药结合　在药品销售过程中，中药和西药各有优势，两者结合可以优势互补。如妇科炎症可以采用抗菌药物联合清热解毒类中成药（妇炎康胶囊、金鸡片、妇科千金片等），胃溃疡用三联疗法再联合安胃片或胃康灵等，咳嗽可用西药的镇咳药联合中成药（蜜炼枇杷膏等）。

（3）主药与辅药结合　这种方法源于中药用药过程中的君臣佐使原则，在关联销售过程中，主药为解除疾病主要症状的用药，再加上一些辅助用药。如针对感冒患者，可推荐使用抗感冒（如复方氨酚烷胺片等）辅以维生素C泡腾片，以提高机体免疫力，减少感冒发生。

2.药品与非药品之间的关联　零售药店经营的商品除了药品外，还有保健品、医疗器械等。因此，在药品销售过程中，可适当推荐一些非药品作为辅助。如儿童发烧可推荐退热药配合推荐退热贴，高血压用药时可以搭配血压计和深海鱼油等保健品。

3.非药品与非药品之间的关联 夏季，可将清凉止痒产品和除蚊喷雾结合在一起推荐。对于有养颜需求的顾客，可以将养颜排毒胶囊等养颜保健产品、维生素类保健品和护肤产品结合在一起推荐。

4.畅销品牌与高毛利品牌的关联 畅销品牌虽然人气高，但毛利一般较低，将畅销品牌与高毛利品牌相结合，在保障患者权益的同时，又能满足药店获利的需求。如对感冒、咳嗽的顾客可推荐新康泰克（畅销品牌）搭配川贝枇杷颗粒（高毛利品牌）的销售组合。

（三）关联销售的原则

1.安全有效至上 关联销售方案应围绕顾客用药更安全、更有效以促进患者康复来设计。如对于不明原因的持续高烧、剧烈疼痛及病情紧急、严重的顾客，门店应劝说顾客及时前往医院诊治。让患者疾病得到更有效的治疗是关联销售的根本目的，所以关联销售方案中必须有一个知名品牌或广告品种，保证疗效的同时也能获得顾客的信任，为推广整个用药方案打好基础。

2.以顾客为中心 关联销售要围绕"让顾客得到更有效的治疗""让顾客使用更加便利""顾客经济上可以承担"等开展。当顾客不接受关联搭配时，应提供给顾客起主要治疗作用的药物，保证顾客购买其中一种起主要作用的药品。

3.进退有据、灵活处理 在关联销售的实际过程中可能会出现很多问题，店员应能灵活处理，比如允许根据顾客需求调整关联销售方案，允许不同价位商品的替换等。建议店员应加强药学知识的学习，以提高专业性。

任务二 收银与结算

一、收银

（一）工作流程

1.收银前准备

（1）仪容仪表 按着装规范穿着工作服，佩戴工作牌，头发梳理整齐，姿态端正，精神饱满。

（2）收银台环境 整理、打扫收银台，保持收银台环境整洁有序。

（3）设施设备 检查收银机与后台服务器连接是否正常、能否正常运转、信息传输是否正确，准备好用具（打印纸、笔、记录本、会员卡及会员申请表、计算器、验钞机、发票等），领取备用金，预备好零钞。

（4）其他准备 收银员了解当日促销活动、价格变动、特价商品等信息，用个人工号登录收银机。

2.收银工作中 收银工作最根本的要求是准确、快速地为顾客完成消费结算服务，其基本流程如下。

（1）收银员应主动问好，面带微笑，双手接过顾客手中的商品。

（2）询问顾客是否有会员卡、是否需要购物袋，扫描商品条码时需查看商品名称、规格等信息是否与收银机显示的信息一致。对于某些采用空盒陈列的高价商品，应注意是否有商品在包装盒内。

（3）收银员应抓准时机推广促销活动，如根据顾客情况从会员专享、健康提示、优惠活动、促销活动等方面主动告知顾客，以提高客单价。

（4）收银时，应做到准确无误，对各种钞票必须认真验明真伪。应唱收唱付，具体包括双手接过顾客的钞票时，向顾客唱收，准确快速地验钞后，将找补的零钱双手递给顾客，并大声向顾客唱付。

（5）双手将小票递给顾客，同时面带微笑，礼貌送客。

3.收银后的工作

（1）清点当班票、款、账单，按规定封存，整理当日销售记录、账表，填写收银交接班登记表等。

（2）整理收银台，将滞留在收银台的商品放回相应的货架，保持收银台整洁、卫生。

（3）关闭收银机，结束当天的收银工作，但应及时补足收银用具，为第二日的收银工作做好准备。

（二）注意事项

在收银工作中，如果遇到特殊情况，收银员应冷静处理、灵活应对，尽量保证工作正常进行，努力避免顾客投诉。

当遇特殊情况收银员需暂时离开收银岗位时，应先征得当班负责人的同意，完成已排队等候顾客的收银工作后，才能离开。如药店规模较大，设有多个收银台时，应在收银台上摆放“暂停收款”指示牌，礼貌提醒顾客到其他收银台结账，以免顾客继续在本收银台前排队，耽误顾客时间。

当遇到因特殊情况需插队的顾客时，收银员应先向其他顾客说明原因，并征得其他顾客同意。若其他顾客同意，则可先帮助插队顾客收银；若其他顾客不同意，则不能勉强，应向该插队顾客说明情况，取得谅解。

遇到收银机故障或停电时，应暂时停止收银，并将情况及时上报公司。征求公司同意后，可手工记账，待收银机能正常工作或来电后，在当班负责人的监督下及时把手工账输入收银机。

遇到门店盘点时，如在营业时间开展盘点，应注意将所有收银数据采取挂单处理的方式，等盘点结束后再重新提单进行销售处理，以免出现差错。

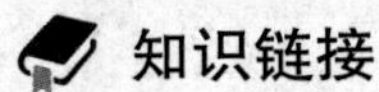

知识链接

收银服务标准

1.唱会员卡

标准用语："您好，请问您有会员卡吗？""请出示您的会员卡。"

服务标准：点头微笑、亲切招呼顾客。如果顾客没有会员卡，应积极热情宣传本店会员权益，邀请顾客办理会员卡。

2.唱报

标准用语："您好，总共××元，谢谢。"

服务标准：清晰报出总金额，禁止催促顾客付款。

3.唱收

标准用语："请问您是付现金还是刷社保卡？""请您打开支付二维码。""收您××元。""请问您有××元零钱吗？""总共收您××元。"

服务标准：如顾客使用社保卡或第三方支付平台结算时，应伸手示意顾客进行扫码支付的位置。如顾客使用现金结算时，应双手接过现金，清楚地报出所收款数。

4.唱付

标准用语："小姐（先生），找您××元。"

服务标准：将零钱双手礼貌地递给顾客（钞票顺序为大钞在下，小钞在上），并清楚报数，请顾客核对钱款。

5.将药品交给顾客，礼貌送别

标准用语："这是您的小票和药品，请您核对一下。""请拿好您的物品。""谢谢，请慢走。"

服务标准：将药品包装好，双手递给顾客，礼貌道别，微笑目送顾客离开。

二、结算

在零售药店里常见的结算方式有现金结算、银行卡结算、医保卡结算，近年来兴起的第三方移动支付方式结算也开始迅速普及。

1.现金结算 收银员注意掌握收银技巧，对于现金结算的顾客应当面清点，并及时将货款存入本单位指定账户。目前，随着第三方支付平台的广泛使用，现金结算顾客较之前减少。

2. 银行卡结算 对于大额的采购，顾客更倾向于使用银行卡，尤其信用卡进行结算。

3. 医保卡结算 随着医疗保障体系的逐渐完善，医保药品覆盖范围也越来越广，顾客在药店付款时也时常使用医保卡结算。使用医保卡结算可以不用携带现金，更加方便。

4. 第三方移动支付方式结算 随着科技的发展，目前全国大多数药店都可以使用第三方移动支付方式进行结算，越来越多的年轻顾客选择此种结算方式。

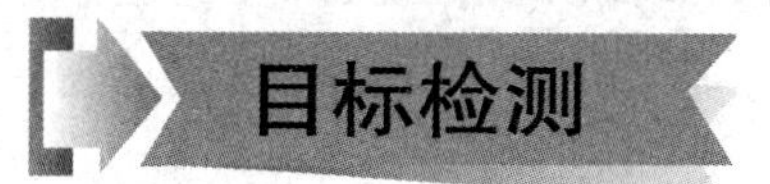

参考答案

本章小结

单项选择题

1. 关于促进成交的做法，错误的是（ ）

A. 缩小选择范围

B. 不再给顾客看新的药品

C. 对顾客喜欢的产品做简要说明，促进其下定决心

D. 强行推销

2. 关于关联销售的原则，说法错误的是（ ）

A. 安全至上　　B. 有效为先

C. 以顾客为中心　　D. 以营利为首

3. 在高血压用药时，推荐搭配血压计和深海鱼油、卵磷脂等产品的这种关联销售方式属于（ ）

A. 药品与药品的关联　　B. 药品与非药品的关联

C. 非药品与非药品的关联　　D. 内外药与外用药的关系

4. 销售临时缺货药品的工作流程为（ ）

A. 查找药品—记录联系方式—落实货源—答复顾客

B. 记录联系方式—查找药品—落实货源—答复顾客

C. 查找药品—落实货源—记录联系方式—答复顾客

D. 查找药品—答复顾客—记录联系方式—落实货源

5. 收银员在日常工作中，做法错误的是（ ）

A. 收银员应面带微笑，并且双手接过顾客手中的商品

B. 收银员可随意离开岗位

C. 收银时，应声音洪亮地唱收唱付

D. 收银员因特殊原因需离开岗位的，应在收银台上摆放“暂停收款”牌

项目九 售 后

学习目标

通过本章内容学习，学生能够：

1. 掌握药品退换货的原则和工作流程，处理顾客投诉的原则和工作流程；熟悉药品退换处理的注意事项，送货上门服务的工作流程和注意事项。

2. 学会按规定给顾客办理药品退换货，学会处理顾客投诉。

3. 培养耐心、细致、认真、负责的工作态度和尊重顾客、实事求是、全心全意为顾客服务的良好职业素养。

情境导入

情境描述 某日，一名顾客拿着一盒感冒药到某药店反映，自己早上在此药店购买的感冒药药盒有被压过的痕迹，打开后发现泡罩板中的一片药片碎裂了，顾客认为这是在购买之前被压碎的，强烈要求药店退货。

讨论 如果你是接待这名顾客的店员，你会如何处理？

任务一 顾客服务

一、送货上门服务

（一）送货上门的条件

药店可以根据实际情况为顾客提供送货上门服务，具体送货上门条件由各药店自行制订，一般包括以下情况。

1. 情况特殊的顾客 如老、弱、病、残顾客或一次购买量较大的顾客。

2. 送货范围 要求送货地址在配送范围内。

3. 送货时间 具体送货时间由门店根据情况自行安排，需要顾客接受预定的送货时间。

4. 起送金额 购物金额满足送货起送金额的要求。

（二）送货上门的工作流程

（1）营业员确认顾客有送货需求后，应认真做好记录，在《送货登记表》上详细登记有关信息（如顾客姓名、联系电话、商品名称、生产厂家、规格、数量、送货地址、约定送达时间等）如表9-1所示。

（2）营业员按顾客购买要求准备商品。

（3）收银员将商品扫描入机，打印送货小票。

（4）送货人员按《送货登记表》上的记录认真核对商品信息、小票或发票等有无错漏，如发现有错误，应及时更正。

（5）门店应严格遵守约定的送货时间，将商品送达。

（6）送货人员将商品及送货小票送至顾客手中，并请顾客现场核对，然后带回货款，返回药店后第一时间将回收款项交给收银员以正式入机。

表9-1 送货登记表

序号	日期	顾客姓名	联系电话	商品名称	生产厂家	规格	数量	送货地址	约定送达时间	送货人	备注

（三）送货上门的注意事项

如因门店处于销售高峰期或其他原因而人手不足，不能按约定时间送货时，需提前致电顾客，及时向顾客说明情况，表达歉意，争取顾客谅解，同时约定另送时间。

送货人员在送货途中如遇到特殊情况导致商品不能按时送达时，应及时向当班负责人汇报，同时致电顾客说明不能按时送达的原因，应诚恳致歉，争取对方谅解。

如送货时出现漏送或错送等情况时，送货人员应首先诚恳向顾客表示歉意，然后约定另送时间，同时将商品及送货小票原封带回门店。

送货上门服务过程中应注意服务礼仪，送货人员应衣着整齐、佩戴工号牌，跟顾客接触时应使用礼貌用语。

二、药品退换货

（一）药品退换货的原则

药品是一种特殊商品，《药品经营质量管理规范》规定“除药品质量原因外，药品一经售出，不得退换”。因此，药品如无质量问题，一般不允许退换。而顾客在没有特殊原因的前提下，一般也不会要求退换药品，所以涉及药品的退换，要结合具体情况作出正确的处理，才能赢得顾客对药店的信任。

由于药品涉及人的生命安全，退换货一般需遵循以下原则。

（1）顾客要求办理退换货时，须持有本店购物小票或发票。若无购物小票或发票在原则上不给予退换。

（2）购物时间不超过7天。

（3）药品因其特殊性，如无质量问题，一旦拆封，不给予退换。

（4）包装没有拆封时，若无质量问题在原则上不给予退换。

（二）药品退换货流程

1.倾听与道歉 耐心倾听顾客要求退换货的原因，并真诚向顾客表达歉意，应态度诚恳、积极配合。

2.核查信息与检查药品 当班负责人核查药品是否符合退换货原则。具体包括：①仔细核对购物小票，检查药品是否由本门店售出、购物时间是否超过7天；②核对要求退换药品的信息，如名称、规格、批号、生产厂家等；③检查药品包装和外观质量，如药品包装是否完整、外观质量是否合格等。

3.征询意见及处理 符合退换货原则的药品，可征询顾客是要求换货还是退货。双方协商一致后，即可办理相关手续。具体操作如下：①回收购物小票、发票，并在原票据上写上“作废”字样。②填写《退换货登记表》如表9-2所示。③退货处理：用红笔、红色复写纸开具销售小票（一式三联，1联附在退换货登记表上、1联交予收银员留底、1联交给顾客），当班负责人在销售小票上签名，退回货款，顾客签名确认。④换货处理：请顾客重新挑选药品，办理退货、销售手续。

4.后续处理 对退回药品进行质量验收，质量不合格者进入不合格品区，登记不合格药品处理记录，作进一步处理。

（三）药品退换处理的注意事项

在接待要求办理退换货的顾客时，应秉持“顾客满意”的原则，尽可能满足顾客的需求，要耐心接待、礼貌周到、积极配合、不推脱、不冷落，严禁顶撞顾客。符合药品退换货原则的，应迅速帮顾客处理好相关手续；对于确实不能退换的药品，应耐心、诚恳地向顾客解释不能退换的原因。

表 9-2 退换货登记表

序号	日期	药品通用名	药品商品名	规格	单位	数量	批号	厂家	退换货原因	处理结果	经办人	质量验收	验收员

任务二 投诉处理

在销售过程中，将顾客对商品或门店提供的服务等感到不满，向工作人员诉求解决办法的行为称为顾客投诉。

一、投诉的类型

1. 对药品的投诉

（1）药品价格 药品价格比其他同类型门店高、药品标价与宣传单价格不一致、药品标价与实际收款价格不一致等。

（2）药品质量 药品的疗效不如承诺的好，药品引起不良反应，药品包装破损、污染等。

（3）药品缺货 药店畅销品、特价品售完未及时补货，顾客欲购商品缺货，导致顾客未能如愿买到药品。

2. 对服务的投诉 营业员为顾客提供的药品推荐、介绍不恰当或缺乏良好的服务态度等，均有可能引起顾客不满，导致投诉。

（1）服务态度不佳 营业员服务时缺乏礼貌、不尊重顾客，如面无表情、语气生硬、态度冷淡或态度粗暴等；营业员表达不当，引起顾客误解；不必要的肢体接触，引起顾客反感等。

（2）销售方式不当 营业员未能合理推荐药物，药品说明不专业，答非所问；不正确描述药品，过度夸大功效；不恰当地关联销售，强迫顾客购买；药师用药指导不当等。

（3）服务不规范 赠品、促销活动不公平；顾客退换货未能及时、正确处理；顾客反馈的问题未能妥善解决；服务项目不足，如未提供送货上门等服务；收银作业不当，如多收款、少找钱、包装不当、遗漏，或结账排队时间过长等。

3. 对环境的投诉 对环境的投诉包括营业场所的设施、设备不完备，购物环境不整洁，上货、卸货影响通道给顾客造成不便，扩音器音量过大等。

二、投诉处理的原则

1.认真倾听，摆正态度 礼貌接待投诉顾客，耐心倾听顾客的投诉，表示出对顾客的尊重及对问题的重视，态度诚恳地对顾客的遭遇表示抱歉但注意不要随意盲目认错。

2.选择合适的场所 避免在营业场所或在人多的地方接待顾客投诉，尽量把顾客带离现场，以免影响其他顾客，对门店造成不良的影响。

3.明确接待人员 顾客的投诉尽量不让当事人来处理，一般交由店长或领班负责，遇到解决不了的问题，应及时向上级进行汇报或请求协助处理。

4.保持冷静，避免与顾客争辩 处理投诉时，应保持冷静，站在顾客的立场将心比心，耐心倾听顾客的异议，不要反驳顾客的意见，不要与顾客争辩，更不能指责顾客，应对顾客表示理解与同情。

5.积极提供解决办法 积极寻找解决方案或补救措施，但不能超出本身职责权限范围或向顾客作不切实际的许诺。

三、投诉处理流程

投诉处理流程如图所示（图9-1）。

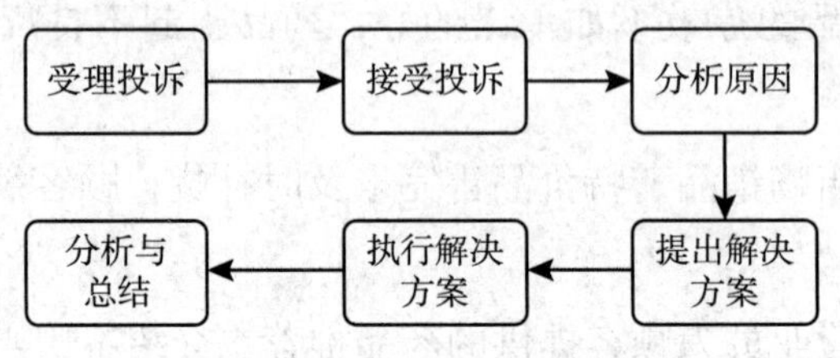

图 9-1 投诉处理流程图

1.受理投诉 接待人员应保持冷静、平和，以和善的态度安抚顾客的情绪，就事论事，实事求是地进行判断。

2.接受投诉 诚恳地倾听顾客的诉说，绝不与顾客争辩，要不带任何偏见地站在顾客的立场来回应顾客问题，诚心向顾客表示歉意，并感谢顾客提出的问题；按5W1H（who、when、where、what、why、how）原则清楚填写《顾客投诉记录表》如表9-3所示，并通过复述向顾客确认。

3.分析原因 仔细分析投诉事件的来龙去脉，明确顾客投诉的原因和顾客的期望，抓住顾客的投诉重点，确定责任归属。

4.提出解决方案 真心实意地帮助顾客，诚心诚意地全力补救，向顾客提出解决方案，找出折中的办法来满足顾客的要求。尽量让顾客知晓门店对顾客投诉的重视和为解决问题所付出的努力。

5. 执行解决方案 当双方都同意解决方案时，应立即执行；不能当场解决的，应告诉顾客原因并详细说明处理的过程和手续，与顾客约定其他时间再作处理，并将经办人姓名、电话告知顾客，以便后续跟踪处理。

6. 分析与总结 分析本次投诉产生的原因，检讨处理得失。将处理过程清楚记录，及时向员工通报投诉产生的原因、处理结果、处理后顾客的满意程度，并提出今后的改进方法。

四、投诉处理的方法

常见的顾客投诉方式有当面投诉、电话投诉、线上投诉，针对不同的投诉方式，其处理方法也有所差异。具体操作如下。

1. 当面投诉的处理 对于顾客当面投诉的处理，应注意以下几个方面。

（1）选择适当的场所来处理投诉，应迅速将顾客带离现场，避免在营业场所处理投诉，以免影响其他顾客，可请顾客到接待室或办公室。

（2）接待人员应重视顾客的感受，礼貌接待投诉顾客，按照投诉处理步骤妥善处理。

（3）耐心倾听顾客诉说，认真填写《顾客投诉记录表》，并向顾客复述表内的各项记录，请对方确认。

（4）快速解决，制订处理的时间期限，谨慎处理投诉细节，处理完毕后，应立即通知顾客，确定每一项投诉均能得到解决及回复。

（5）由消费者协会移交的投诉事件，在处理结束后须与该协会联系，并告知事件的处理过程。

（6）如有必要，可亲自到顾客住处探访、道歉，以体现对顾客的尊重。

（7）总结、检讨，提出今后的改进意见，避免同类投诉事件的再次发生。

表 9–3 顾客投诉记录表

顾客姓名	电话
住址	
投诉方式	投诉日期
投诉原因 （意见或建议）	
处理人	处理日期
处理措施与结果	
顾客意见	

2. 电话投诉的处理 应由店长或领班接听顾客的投诉电话，接待人应耐心地倾听顾客的诉说，尽量从电话中得到更多关于顾客投诉的信息，如投诉人、投诉事件发生时间、地点、投诉的主要内容、顾客的诉求和期待等。若有条件，可把顾客投诉电话的内容给予录音存档，特别是情况较特殊的投诉事件。投诉接待人要为顾客着想，将心比心，站在顾客的立场分析问题，理解顾客的不满情绪，并真诚地表示歉意。

3. 线上投诉的处理

（1）客服人员应及时主动联系顾客，确认并记录投诉内容。

（2）客服人员请顾客出示相关照片或截图作为依据，对顾客投诉问题进行判断。

（3）如为权限内的投诉问题，客服人员应及时解决，并尽量满足顾客要求；如超出客服人员权限、不能立即解决的问题，应向顾客承诺解决时间，及时上报上级领导或其他相关部门，请求协助解决。

（4）客服人员应及时将处理意见反馈给顾客，确认处理结果，跟踪后续进展。

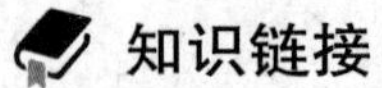

处理顾客投诉的服务标准

1. 接待顾客，并表示歉意

标准用语：“您好，请问有什么可以帮您？”“对不起，让您久等了。”“非常抱歉，给您添麻烦了。”

服务标准：礼貌接待，面带微笑，留意顾客的神情。

2. 倾听顾客，并做出回应

标准用语：“我是××，您有什么意见请对我说好吗？”“嗯，是的。”“您说得对。”“理解。”

服务标准：耐心、诚恳地倾听顾客投诉，并点头回应，不打断顾客，不与顾客争辩，了解顾客的真正需求和不满。

3. 再次致歉，并说明情况

标准用语：“真的非常抱歉，给您添麻烦了！”

服务标准：真诚致歉，态度诚恳，重视顾客投诉，耐心说明情况，避免推卸责任。

4. 稳住顾客，并解决问题

标准用语：“您放心，这个问题我们会尽最大的努力去解决。”“请您放心，我们一定解决好这件事情。”

服务标准：真诚地帮顾客解决问题，不相互袒护，不推诿责任，重新争取顾客的信任。

目标检测

参考答案

本章小结

单项选择题

1.药品退换货的流程（　　）

A.倾听道歉—核查信息—征询处理—后续处理

B.核查信息—倾听道歉—征询处理—后续处理

C.核查信息—征询处理—倾听道歉—后续处理

D.倾听道歉—征询处理—核查信息—后续处理

2.对待顾客退换货品的要求时应（　　）

A.药品一旦售出就不能退换货

B.满足顾客要求，立即退换货

C.礼貌接待，确认药品情况后按程序处理

D.不能退货，只能换货

3.顾客因使用药品后局部皮肤出现红疹等过敏反应而投诉，此情况属于（　　）

A.对药品的投诉　　B.对服务的投诉

C.对环境的投诉　　D.以上均不是

4.以下哪项不是处理投诉的原则（　　）

A.明确职责权限　　B.摆正态度

C.不与顾客争辩　　D.据理力争

5.处理顾客投诉时，哪一项做法是错的（　　）

A.不管对错，马上认错　　B.就事论事，态度要和善

C.不能随便打断顾客的说话　　D.耐心倾听顾客的诉说

项目十　盘　点

学习目标

通过本章内容学习，学生能够：

1. 掌握盘点的含义和目的，盘点的基本流程和注意事项；熟悉盘点常用的方法。
2. 学会按照流程和要求完成盘点工作。
3. 培养严谨、细致的工作态度和团队合作的专业素质。

情境导入

情境描述　小陈刚参加工作不久，在一家零售药店工作，发现门店经常要开展盘点作业，为了不影响营业，通常是白天正常经营，下班后继续工作，直到完成盘点工作。

讨论　1. 门店为什么要经常进行盘点？

2. 门店是如何开展盘点作业的呢？

任务一　认识盘点

一、盘点的含义

盘点是指对药店内商品进行清点。通过盘点，药店可掌握自身资产状况，确定实际库存，明确此段期间内的经营业绩和盈亏状况，为改进药店的经营管理提供依据。

二、盘点的目的

盘点作业需要花费大量时间和人力，但是通过盘点可以全面掌握门店现有的商品情况，达到以下目的。

①全面掌握目前店面商品库存品种、数量和金额。②通过比较商品实盘数量与账面数量的差异，掌握商品的盈亏状况，为强化店面经营管理提供依据。③通过分析盘点结果，计算各类药品的库存比率、销售比率、毛利率等，为门店品类调整提供参考依据。④全面掌握商品效期情况，加强对滞销商品、效期商品的管理。

三、盘点的常用方法

盘点常用方法如表10–1所示。

表10–1　盘点常用方法

分类方法	名称	特点
按盘点周期分	定期盘点	指间隔固定时间，如每月或每季度，盘点一次。大多数药店采用定期盘点，便于事先做好各项准备工作
	不定期盘点	考虑到特殊情况，如节庆假期、人事变动、经营异常、价格调整等，开展间隔期不一致的盘点
按盘点时间分	营业（前）后盘点	在开门营业前或结束营业后进行盘点，可针对经营区进行盘点，不影响顾客购药，不影响门店的正常营业，但增加了员工的工作时间，易引起员工抵触情绪，且需要额外支付加班费用
	营业中盘点	对外营业的同时开展盘点，可节省时间和加班费用，适合于对库存区的盘点，如对经营区进行盘点，可能会阻碍顾客通行，影响顾客购物
	停业盘点	停止营业进行全面盘点，不用增加员工工作时间，员工易接受，但会影响销售业绩，也会给顾客购药造成不便
按盘物或盘账分	实物盘点	门店清点现场实物，确定实际存货数量
	账面盘点	由财务部分析书面记录或者电脑进出账的流动状况，得出结存数
按区域分	全面盘点	一般1年开展2~3次，针对店内所有经营区、库存区进行盘点
	区域盘点	分类分区，仅对店内部分区域进行盘点
其他	自动盘点	利用现代化技术手段辅助盘点门店商品

任务二　盘点的基本流程

盘点的一般操作流程包括盘点前准备、盘点作业、分析盘点结果、结算记录或重新盘点等几个过程（图10–1）。

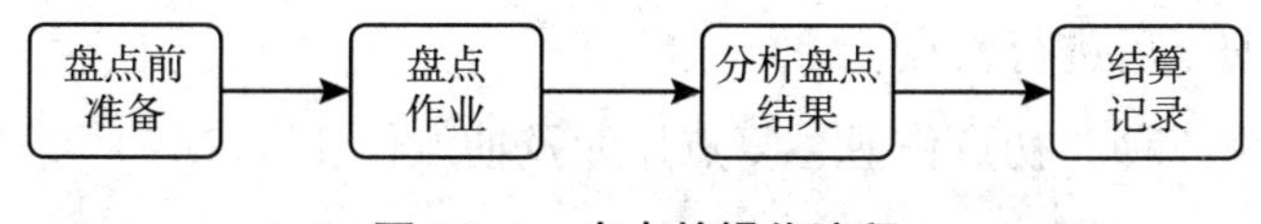

图10–1　盘点的操作流程

一、盘点前准备

为了快速、准确、完整、高效地完成盘点工作，盘点前应做好准备工作。

（1）确定盘点时间、盘点方法和盘点程序，并对员工开展盘点流程培训。

（2）划分盘点区域，根据商品陈列位置编制盘点配置图，分区、编号，给出明显标识，并落实到各区盘点人员和责任人。注意不能遗漏区域，同时对环境进行整理并清除卖场死角。

（3）整理各区域商品，整理各商品的价格标签，特别注意整理中央陈列架、附壁陈列架以及端头。

（4）按货架分组抄写盘点表，应逐架逐排、由上至下进行抄写。盘点表抄写完后要进行核对，以免出现遗漏。要注意此后不能改变货架上商品陈列的顺序，即保持货架上的商品顺序与盘点表是一致的，以免盘点记录对不上号。

（5）整理好各类单据，如进货单据、退货单据、报损单据等，配合收银人员做好准备。

（6）准备盘点用的工具、设备。

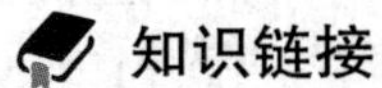

盘点次数是越多越好吗

盘点作业需要花费大量时间和人力，甚至可能影响营业活动。所以，应根据商品周转速度来确定盘点周期。

如开业3个月以内的新门店，可每月开展一次盘点。一般门店，可2个月或1季度盘点一次。活动商品，如促销特卖商品，此类商品周转较快，可每周甚至每天进行盘点。

二、盘点作业

根据盘点配置图，盘点人员按照负责的区位进行盘点。各区责任人将盘点表分发给各盘点人员，盘点人员手持盘点表，认真核对每个商品的编码、商品名、价格，确定其与盘点表、价格标签一致后，清点商品数量，记录在盘点表上如表10–2所示。

盘点时，为免遗漏，应按商品货架的顺序，逐架逐排进行盘点。按抄写盘点表的顺序，由上至下、由前至后进行盘点。

盘点作业可分为三种，初点作业、复点作业及抽点作业。

表 10-2 商品盘点表

门店　　　　　　　　　　　　　　年　月　日　　　　　　　　　　　　　　货架编号：

货号	通用名	商品名	规格	单位	生产企业	价格	初点数量	复点	抽点	差异

初点：　　　　　　　　　　　　　　复点：　　　　　　　　　　　　　　抽点：

1.初点作业（初盘） 一般2人1组，其中1人负责清点，1人负责记录。

初点作业时先由初点人按盘点表商品顺序见货盘点，依次读取货架编号、货号、商品名、规格等信息，复点人此时根据初点人的读数如实记录实物盘点数，填入盘点表。

盘点时应顺便检查药品，发现过期、近有效期、破损等商品应整理、记录并下架。每一货架盘点后，应由盘点人进行签名确认。

2.复点作业（复盘） 初点作业完成后，进行复点作业。

复点人手持已完成初点记录的盘点表，对货架商品展开复盘，把复盘结果填入盘点表。复点完后由初点人员与复点人员进行核对，如发现两次盘点数量不一致，两人须返回货架再次认真复查核实商品数量，更正盘点表并签名确认。

3.抽点作业（抽盘） 由店长或盘点负责人对盘点结果进行抽查。可针对每张盘点表抽查若干个商品，一般抽查对象为贵重商品或数量较大的商品。

4.盘点中的注意事项

（1）盘点要求对商品的所点数量必须是真实、准确的，以实物盘点数为准，记录或录入数据必须书写清晰、正确无误。

（2）盘点时，应严格按盘点表商品顺序见货盘点，不能跳跃式盘点，以免出现差错。如发现有盘点表上无记录的商品，要将其商品连价格标签一起放置到指定的地方，稍后详细抄入空白盘点表内。

（3）盘点时，应注意不同药品的计量单位。如有拆零商品，则需要将拆零商品分开先作盘点，并注意按单位转换计算。

（4）库存商品可将商品归类、摆放整齐，安排专人预先盘点，并做好标记。

（5）盘点表上的数据填写应工整、清晰，以免混淆，如在盘点过程中发现有少盘或多盘的商品数量，可将原来的数据划掉，重新书写，并签名确认。

（6）盘点需要全店人员良好的配合，提高盘点效率，缩短盘点时间，减少营业时间的损失。

三、分析盘点结果

（1）盘点结束后，盘点人员将盘点表交回给负责人。

（2）按照盘点商品先后顺序将盘点结果逐一录入电脑，并进行核对，确保录入数据和盘点表数据相同。

（3）与财务对账后确认账面库存，得出实际库存和账面库存的数量差异。

（4）分析库存数量差异，如果是账面数量有误，应根据实际数量进行修正，防止账面错误延续扩大。

（5）处理盘点盈亏，填写盘点盈亏调整表，对账目库存数量进行调整，使商品实际数量与账面数量保持一致。

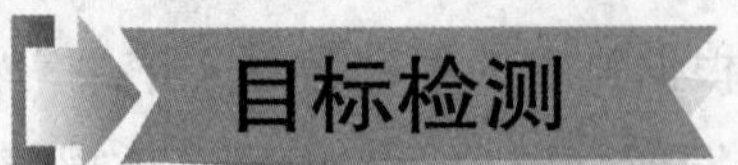

参考答案

本章小结

一、单项选择题

1.盘点的目的在于（ ）

A.掌握与控制库存

B.了解店面商品的损益状况

C.通过盘点进行销售分析，调整商品结构

D.以上均是

2.盘点表的抄写方式（ ）

A.直接抄价签未核对商品　　C.产地规格不用抄写

B.不需要按顺序抄写　　D.看货抄单

3.对盘点操作的叙述，不正确的是（ ）

A.盘点作业分为初点、复点和抽点

B.实施盘点时应按由右而左、由上而下的顺序进行

C.盘点时顺便观察商品的有效期，过期商品应随即取下

D.不同特性的商品的盘点应注意计量单位的不同

4.盘点前理货应（ ）

A.每种商品只能有1个货位　　B.每种商品几个货位分别盘数

C.周转率低的商品可放在卖场死角　　D.价签可随意放

二、简答题

为了顺利进行盘点作业，盘点前要做哪些准备工作？

实训一　参观零售药店

一、实训目的

了解零售药店的类型、经营情况、功能区划分、岗位设置和工作内容。

二、实训内容

1.参观校内模拟药店　了解门店的布局设计、货架摆放、药品陈列情况。

2.观察校内及社会实体药店　观察校内及社会上经营的实体药店，了解其类型、选址地点、经营状况、内部布局、设施设备、各岗位设置、岗位职责及工作内容。

三、实训准备

1.实训场地　模拟药店、校内药店。

2.实训材料　工作服、实训工具、实训考核表等。

四、实训指导

药店是将购进的药品直接销售给消费者的药品经营企业，包括单体药店、零售连锁门店和网上药店等。由于药店经营过程中，场地、人员、商品、设施设备等要素的结构及组合方式存在差异，所以药店可以分为专业药店、大健康类药店、生活便利类药店等几类。

五、实训方法

（1）集体参观校内模拟药店、社会实体经营的零售药店，了解药店类型、周边环境（选址）、营业面积、内部布局设计。

（2）参观药店的经营品种、货架布局及药品陈列情况。

（3）了解药店配备的设施设备情况。

（4）了解零售药店的岗位设置、岗位职责和工作内容，学习药店各岗位的工作规范。

（5）分组讨论，归纳总结。

（6）各组派代表发言，分享本次实训的体会和收获。

六、实训评价

完成药店参观报告，填写实训考核表（实训表1-1）。

实训表 1-1　实训考核表

序号	评分项目	具体细则	配分	得分
1	了解药店	通过药店的经营许可证知晓药店的经营方式、经营范围，能判断药店经营行为的合法性	20	
2	布局、陈列	知晓药店各功能分区、布局设计、货架货柜摆放、经营品种、药品陈列和展示等基本知识	20	
3	设施设备	知晓药店常规配备的营业设备及便民服务类设施设备，知晓设施设备的日常管理情况	20	
4	岗位设置	知晓药店常设置的岗位、知晓各岗位的工作内容和职责、工作规范	30	
5	汇报	条理清晰、语言流畅	10	
合计			100	

实训二　药品零售企业《药品经营许可证》申办

一、实训目的

掌握药品零售企业开办的条件，申办药品零售企业《药品经营许可证》的程序和需要的材料。

二、实训内容

分组准备模拟药品零售企业《药品经营许可证》申办所需要的材料。

三、实训准备

1. 实训场地　智慧教室。

2. 实训材料　电脑、手机、网络、申报材料等。

四、实训指导

《中华人民共和国药品管理法》规定：从事药品零售活动，应当经所在地县级以上地方人民政府药品监督管理部门批准，取得药品经营许可证。无药品经营许可证的，不得经营药品。

申办药品经营许可证（零售）需要提交以下材料：①《药品经营许可证申请表》。②企业营业执照。③拟办企业质量管理文件及主要设施、设备目录。④拟办企业法定代表人、企业负责人、质量负责人的学历、执业资格或职称证明原件、复印件及个人简历及专业技术人员资格证书、聘书。⑤拟经营药品的范围。⑥依法经过资格认定的药学专业技术人员资格证书及聘书。⑦营业场所、仓库平面布置图及房屋产权或使用权证明。⑧拟设营业场所、仓储设施、设备情况。

申办流程如下。

1. 申请　开办药品零售企业，申办人应当向拟办企业所在地设区的市级药品监督管理机构或者省、自治区、直辖市人民政府药品监督管理部门直接设置的县级药品监督管理机构提出申请。

2. 受理审查 药品监督管理部门收到申请后对申办人提交的资料进行审查，材料齐全，符合规定的发给《行政许可申请受理通知书》。

3. 组织验收 药品监督管理部门根据申办人的申请，依据开办药品经营企业验收实施标准组织验收。

4. 行政审批 药品监督管理部门根据验收结果作出是否发给《药品经营许可证》的决定。不予许可的，发给申办人《不予行政许可决定书》。

五、实训方法

（1）学习《中华人民共和国药品管理法》《药品经营质量管理规范》《药品经营许可证管理办法》的有关内容。

（2）全班分组，每4人一组，分组填写《药品经营许可证申请表》。

（3）各组准备申办的申报材料，并准备进行PPT汇报。

（4）每组派代表进行PPT展示和汇报。

（5）分组讨论，归纳总结。

（6）各组派代表发言，分享本次实训的体会和收获。

六、实训评价

完成药店申办报告，内容应包括开办药店的条件，开办药店的程序，应取得的证照，申请所需要的材料，填写实训考核表（实训表2-1）。

实训表 2-1 实训考核表

序号	评分项目	具体细则	配分	得分
1	开办条件	知晓开办药店的条件	15	
2	开办程序	知晓申办药店的程序	20	
		知晓申办药店应取得的证照	15	
3	准备材料	准备申请所需要的材料	40	
4	展示汇报	条理清晰、语言流畅	10	
合计			100	

实训三　设计药店空间布局图

一、实训目的

学会合理布置规划药店的空间布局，能对药店进行分区设计，能合理规划货架布局，设计顾客流动线。

二、实训内容

1.药店空间分区　对药店的经营区（商品陈列展示区、收银区、服务区）、办公区及生活区进行合理分区、规划。

2.货架布局设计　根据药店经营规模、经营品种和范围，合理布局货架、柜台、堆头、花车、中药柜、冷藏柜、阴凉柜等。

3.顾客流动线设计　为提高卖场中顾客的通过率、停留率和购买率，对顾客流动空间进行合理分析，结合顾客流动线设计原则，合理规划药店通道，设计顾客流动线。

三、实训准备

1.实训场地　模拟药店、智慧教室。

2.实训材料　工作服、实训工具、平面设计软件等。

四、实训指导

科学、合理的药店布局，一方面可以提高营业设施的使用率，给店员工作提供便利，另一方面可以为顾客提供舒适的购物环境，激发顾客的购买行为，提高药店的经济效益。

《药品经营质量管理规范》规定："企业的营业场所应当与其药品经营范围、经营规模相适应，并与药品储存、办公、生活辅助及其他区域分开。"因此，药店空间一般要划分成经营区、办公区和生活区这三个基本空间。

经营区占药店面积的绝大部分，包括商品陈列展示区、收银区、服务区。

商品陈列展示区，包括药品陈列展示区、非药品陈列展示区，两区域应有醒目的标志提示。其中药品陈列展示区主要设施有货架、柜台、阴凉柜、冷藏柜、促销车等，可以根据药品类别划分为处方药陈列展示区和非处方药陈列展示区；又可根据储存条件划分为冷藏区（冷藏柜：温度范围为2~10℃）、阴凉区（阴凉柜：温度不超过20℃）、常温区（温度范围为10~30℃）。

五、实训方法

（1）全班同学分组，每4人一组，模拟药店空间设计，要求对药店空间布局、顾客流动线、货架、柜台、中药柜、冷藏柜、阴凉柜等进行整体规划。

（2）根据规划，运用相关软件画出空间布局图。

（3）分组讨论，归纳总结。

（4）每组派代表展示空间布局图，汇报设计思路，阐述清楚门店定位、经营范围及发展规划等情况，同时分享本次实训的体会和收获。

（5）教师点评。

六、实训评价

完成空间布局图，内容包括对经营区（商品陈列展示区、收银区、服务区）、办公区和生活区的规划设计，对货架布局和顾客流动线的合理设计，及营业场所所需设施设备的规划，填写实训考核表（实训表3-1）。

实训表 3-1　实训考核表

序号	评分项目	具体细则	配分	得分
1	空间布局	按照《药品经营质量管理规范》要求，对药店空间布局进行设计，合理分配各区域面积	15	
2	流动线设计	通道布局合理，合理规划顾客流动线	15	
3	货架布局	对货架、柜台、阴凉柜、冷藏柜、促销车等商品陈列展示设备进行布局设计	15	
4	设施设备	设施设备配备齐全、准确	15	
4	制作设计图	制作空间设计图，设计美观、清晰	30	
5	展示汇报	条理清晰、语言流畅	10	
合计			100	

实训四　审核首营企业

一、实训目的

掌握对首营企业的审核内容，确定供货单位的合法资格。

二、实训内容

（1）由采购人员、质量管理人员共同审核首营企业资料。

（2）建立“合格供货方档案表”。

三、实训准备

1.实训场地　模拟药店、智慧教室。

2.实训材料　工作服、实训工具、相关材料等。

四、实训指导

首营企业是指采购药品时，与本企业首次发生供需关系的药品生产或经营企业。

对首营企业的审核，质量管理部门应当查验加盖其公章原印章的以下资料，确认真实、有效：①《药品生产许可证》或者《药品经营许可证》复印件；②营业执照、税务登记、组织机构代码的证件复印件，及上一年度企业年度报告公示情况；③《药品生产质量管理规范》认证证书或者《药品经营质量管理规范》认证证书复印件；④相关印章、随货同行单（票）样式；⑤开户户名、开户银行及账号。

审核完毕后，采购部门可建立“合格供货方档案表”。

五、实训方法

（1）全班同学分组，每组4人，分别扮演供货企业销售员、采购人员、采购部门负责人、质量部门负责人等不同角色。

（2）供货企业销售员提供首营企业资料；采购人员对首营企业材料进行审核；各级各

部门负责人负责审批、批准；填写“合格供货方档案表”（实训表4-1）。

实训表 4-1　合格供货方档案表

编号：　　　　　　　　　　　　　　　　　　　　　　建档时间：

<table>
<tr><td>企业名称</td><td colspan="2"></td><td>法人代表</td><td colspan="2"></td></tr>
<tr><td>地址</td><td colspan="5"></td></tr>
<tr><td>联系电话</td><td colspan="2"></td><td>邮编</td><td colspan="2"></td></tr>
<tr><td>营业执照</td><td colspan="2"></td><td>生产许可证</td><td colspan="2"></td></tr>
<tr><td>生产经营范围</td><td colspan="3"></td><td>经营方式</td><td></td></tr>
<tr><td rowspan="2">企业概况</td><td colspan="2">年产值</td><td colspan="3">获得主要荣誉</td></tr>
<tr><td colspan="2"></td><td colspan="3"></td></tr>
<tr><td>主要产品</td><td colspan="5"></td></tr>
<tr><td rowspan="2">质量保证</td><td colspan="2">质量机构名称</td><td colspan="3">质量认证情况</td></tr>
<tr><td colspan="2"></td><td colspan="3"></td></tr>
<tr><td rowspan="2">质量负责人</td><td>姓名</td><td>性别</td><td>文化程度</td><td>技术职工</td><td>质量工作年限</td></tr>
<tr><td></td><td></td><td></td><td></td><td></td></tr>
<tr><td>综合评价</td><td colspan="5">质管部负责人：　　　　年　月　日</td></tr>
</table>

（3）组内角色轮换，按新角色分工进行练习。

（4）组内讨论，归纳总结。

（5）各组派代表发言，分享本次实训的体会和收获。

六、实训评价

填写实训考核表（实训表4-2）。

实训表 4-2　实训考核表

序号	评分项目	具体细则	配分	得分
1	首营企业资料	知晓首营企业应提供的资料	15	
		能审核首营企业资料的完整性和有效性，内容核查准确无误	30	
		能判断首营企业作为供货单位的合法资格	15	
2	建立供货单位档案	填写合格供货方档案表	30	
3	汇报	条理清晰、语言流畅	10	
合计			100	

实训五　审核首营品种

一、实训目的

掌握对首营品种的审核内容，能判断首营品种的合法性。

二、实训内容

（1）审核首营品种资料。

（2）填写“首营品种审批表”，履行审批手续。

三、实训准备

1. 实训场地　模拟药店、智慧教室。

2. 实训材料　工作服、实训工具、相关材料和表格等。

四、实训指导

首营品种指本企业首次采购的药品，包括新产品、新规格、新剂型、新包装。

药品零售企业采购首营品种应当审核药品的合法性，审核无误的方可采购，审核资料目录（实训表5-1）。

实训表 5-1　首营品种审核资料目录

药品类别	资料目录
国产药品	①药品生产批件复印件，比如《药品注册批件》或《药品再注册批件》《药品补充申请批件》 ②药品注册批件的附件，比如药品质量标准、包装、标签、说明书复印件
进口药品	①《药品注册证》或《进口药品批件》复印件 ②质量标准、药品标签、说明书、包装的实物或复印件 ③《进口药品检验报告书》或加盖“已抽样”的《进口药品通关单》复印件 ④进口麻醉药品、精神药品以及蛋白同化制剂、肽类激素的《进口准许证》复印件，进口中药材的《进口药材批件》复印件，进口分装药品的《药品补充注册批件》复印件
生物、血液制品	生物、血液制品的《生物制品批签发证明》《进口生物检验报告书》复印件

资料审核完毕，需填写“首营品种审批表”，并经企业质量管理机构和企业主管领导的审核批准（实训表5-2）。

实训表 5-2　首营品种审批表

编号：　　　　　　　　　　　　　　　　　　　　　　　　　　建档日期：

<table>
<tr><td>通用名</td><td></td><td>商品名</td><td></td><td>批准文号</td><td colspan="3"></td></tr>
<tr><td>药品标准</td><td colspan="2"></td><td>价格批文</td><td colspan="2"></td><td>零售价</td><td></td></tr>
<tr><td>进口药品</td><td>注册证书</td><td></td><td>检验报告书</td><td></td><td>进口药品
通关单</td><td colspan="2"></td></tr>
<tr><td>中药材</td><td>产地</td><td></td><td>中药保护品
种证书</td><td></td><td>新药证书</td><td colspan="2"></td></tr>
<tr><td>新药检验报告书</td><td></td><td>企业名称</td><td></td><td>企业电话</td><td></td><td>营业执照</td><td></td></tr>
<tr><td>地址</td><td colspan="7"></td></tr>
<tr><td>生产许可证</td><td></td><td>销售员</td><td></td><td>销售员联系
方式</td><td></td><td>委托书有效期</td><td></td></tr>
<tr><td>药品信息</td><td colspan="7">【成分】
【性状】
【适应证/功能主治】
【规格】
【用法用量】
【禁忌】
【贮藏】
【有效期】</td></tr>
<tr><td>申请原因</td><td colspan="7">签名：　　　　年　月　日</td></tr>
<tr><td>采购部门意见</td><td colspan="7">签名：　　　　年　月　日</td></tr>
<tr><td>审核情况</td><td colspan="7">签名：　　　　年　月　日</td></tr>
</table>

五、实训方法

（1）全班同学分组，每组4人，分别扮演供货企业销售员、采购人员、采购人员负责人、质量部门负责人等不同角色。

（2）供货企业销售员提供首营品种资料；采购人员按要求对首营品种材料进行审核；各级各部门负责人负责审批、批准；填写“首营品种审批表”。

（3）组内角色轮换，按新角色分工进行练习。

（4）组内讨论，归纳总结。

（5）各组派代表发言，分享本次实训的体会和收获。

六、实训评价

填写实训考核表（实训表5–3）。

实训表 5–3　实训考核表

序号	评分项目	具体细则	配分	得分
1	首营品种资料	知晓首营品种应提供的资料	15	
		能对首营品种审核资料的完整性和有效性进行判断	30	
		能确定首营品种的合法性，审核准确无误	15	
2	填写审批表	正确填写首营品种审批表	30	
3	展示汇报	条理清晰、语言流畅	10	
合计			100	

实训六　药品验收

一、实训目的

掌握药品验收的工作内容和操作规程。

二、实训内容

（1）填写药品验收记录。

（2）药品验收的工作流程。

三、实训准备

1. 实验场地　药品模拟库房待验区。

2. 实训材料　工作服、随货同行单（两联）、药品、药品检验报告书、计算机、打印机、药品验收记录表、药品拒收报告单和验收考核表。

四、实训指导

按照GSP对药品验收的要求进行验收。

1. 基本内容　企业应当按照规定的程序和要求对到货药品逐批进行收货、验收，防止不合格药品入库。

2. 待验　收货人员对符合收货要求的药品，应当按品种特性要求放于相应待验区域，或者设置状态标志，通知验收。冷藏、冷冻药品应当在冷库内待验。

3. 查验报告书　验收药品应当按照药品批号查验同批号的检验报告书。供货单位为批发企业的，检验报告书应当加盖其质量管理专用章原印章。检验报告书的传递和保存可以采用电子数据形式，但应当保证其合法性和有效性。

4. 抽样范围　企业应当按照验收规定，对每次到货药品进行逐批抽样验收，抽取的样品应当具有代表性。

5. 抽样流程　验收人员应当对抽样药品的外观、包装、标签、说明书以及相关的证明文件等逐一进行检查、核对；验收结束后，应当将抽取的完好样品放回原包装箱，加封并标示。

6.特殊验收区域　特殊管理的药品应当按照相关规定在专库或者专区内验收。

7.验收记录　验收药品应做好验收记录，验收员在验收记录上签署姓名和验收日期。验收不合格的还应注明不合格事项及处置措施。

8.库存记录　企业应当建立库存记录，验收合格的药品应当及时入库登记；验收不合格的，不得入库，并由质量管理部门处理。

9.委托验收　企业按《药品经营质量管理规范》第六十九条规定进行药品直调的，可委托购货单位进行药品验收。购货单位应当严格按照本规范的要求验收药品，并建立专门的直调药品验收记录。验收当日应当将验收记录相关信息传递给直调企业。

五、实训方法

1.分组　全班同学分组，每组4人，分别扮演收货员、验收员、库房管理员、质量管理员等不同角色。

2.验收　验收员按以下流程做好验收工作。

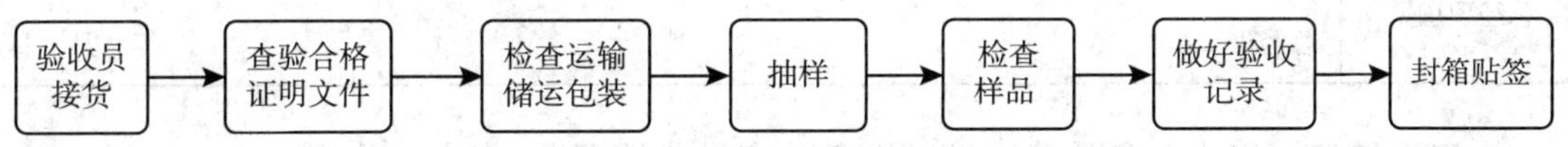

（1）验收员接货　在待验区里，验收员查看收货员签字完毕的随货同行单、采购记录，核对药品供货单位（包括查看是否含药品出库专用章原印章）、生产厂商、药品的通用名、商品名、剂型、规格、批号、数量、有效期、发货日期等内容。

（2）查验合格证明文件　查验合格证明文件（如药品检验报告书的商品名、规格、批号、检验结论和检验报告书印章）。

（3）检查运输储存包装　查看封条有无损坏，包装上内容是否清晰和全面。

（4）抽样　按抽样原则对到货药品进行逐批抽取样品。

（5）检查样品　检查内容包括：包装（检查最小包装封口是否紧密、有无破坏、污染或渗液，包装及标签印字是否清晰和标签粘贴是否牢靠）、标签、说明书（检查每一个最小包装标签和说明书是否符合相关规定）、药品外观性状检查。

（6）验收记录　需要分批填写不同批次的药品验收记录。

（7）封箱贴签　放回原包装，封箱，在包装上贴“验”字标志代表已抽验。

验收合格的药品：把验收记录和药品交给库房管理员办理入库，并调整药品库区和药品质量状态标识。验收不合格的药品：填写药品拒收报告单，特别需要如实填写“合格数量”和“拒收数量”，再交给质量管理员。验收员注意有效期小于6个月，需要拒收（实训表6-1）。

实训表 6-1 药品拒收报告单

编号：

<table>
<tr><td>通用名</td><td></td><td>商品名</td><td></td><td>规格</td><td></td><td>数量</td><td></td></tr>
<tr><td>批号</td><td></td><td>有效期</td><td></td><td>生产厂家</td><td></td><td>供货单位</td><td></td></tr>
<tr><td>单价</td><td></td><td>价格小计</td><td></td><td>进货凭证号</td><td colspan="3"></td></tr>
<tr><td>拒收原因</td><td colspan="7">验收员：　　　　　　年　月　日</td></tr>
<tr><td>质管部意见</td><td colspan="7">质管员：　　　　　　年　月　日</td></tr>
<tr><td>业务部门意见</td><td colspan="7">业务员：　　　　　　年　月　日</td></tr>
<tr><td>分管经理意见</td><td colspan="7">经理：　　　　　　年　月　日</td></tr>
<tr><td>总经理意见</td><td colspan="7">总经理：　　　　　　年　月　日</td></tr>
</table>

3.组内练习 组内角色轮换，按新角色分工进行练习。

4.讨论总结 组内讨论，归纳总结。

5.汇报分享 各组派代表发言，分享本次实训的体会和收获。

六、实训评价

填写验收考核表（实训表6–2）。

实训表 6–2 验收考核表

序号	评分项目	具体细则	配分	得分
1	查看随货同行单和采购记录，核对药品	药品供货单位（包括是否含药品出库专用章原印章）、生产厂商、药品的通用名、商品名、剂型、规格、批号、数量、有效期、发货日期	10	
2	查验合格证明文件	根据不同的情况查验合格证明文件	15	
3	检查运输储存包装	运输包装	10	
4	抽样	按抽样原则抽样	10	
5	检查样品	最小包装	5	
		标签、说明书	5	
		药品外观性状检查	10	

续表

序号	评分项目	具体细则	配分	得分
6	验收记录	分批填写不同批次的药品验收记录	15	
7	封箱贴签	封箱贴“验”字	5	
		合格药品办理入库	5	
		不合格药品拒收	5	
8	汇报	条理清晰、语言流畅	5	
合计			100	

实训七　药品陈列

一、实训目的

掌握药品GSP陈列规定原则，掌握药品陈列的方法和技巧。

二、实训内容

（1）将药品分类陈列在货架上，并设置标志。

（2）设计主题陈列，完成主题陈列的操作。

三、实训准备

1.实验场地　模拟药店。

2.实训材料　工作服、药品、医疗器械、保健食品、价格标签、货架、货柜、陈列考核表。

四、实训指导

了解GSP对药品陈列的要求。

（1）企业应当对营业场所温度进行监测和调控，以使营业场所的温度符合常温要求。

（2）企业应当定期进行卫生检查，保持环境整洁。存放、陈列药品的设备应当保持清洁卫生，不得放置与销售活动无关的物品，并采取防虫、防鼠等措施，防止污染药品。

（3）企业应当定期对陈列、存放的药品进行检查，重点检查拆零药品和易变质、近效期、摆放时间较长的药品以及中药饮片。发现有质量疑问的药品应当及时撤柜，停止销售，由质量管理人员确认和处理，并保留相关记录。

（4）企业应当对药品的有效期进行跟踪管理，防止近效期药品售出后可能发生的过期使用。

五、实训方法

（1）全班同学分组，每组4人，每组完成一般分类陈列和一个自选主题陈列。

（2）一般分类陈列提前准备好30种商品（包括保健食品、医疗器械、各类药品），要求在15分钟内完成上架陈列，并对应放置好价格标签。

（3）自选一个节庆主题（元旦、春节、妇女节、劳动节、母亲节、儿童节、端午节、父亲节、中秋节、教师节、国庆节、重阳节等），完成以庆祝节日为主题的陈列。

（4）组内讨论，归纳总结。

（5）各组派代表展示陈列成果，并分享本次实训的体会和收获。

六、实训评价

填写陈列考核表（实训表7–1）。

实训表 7–1　陈列考核表

序号	评分项目	具体细则	配分	得分
1	陈列	货架、场地整洁	10	
		陈列整齐有序，符合GSP陈列规定	20	
		每种商品都有价格标签，且货签相符	10	
		符合先进先出、满陈列、关联性、主辅结合陈列、垂直陈列	25	
		主题陈列造型美观、创意新颖	25	
2	展示汇报	条理清晰、语言流畅	10	
合计			100	

实训八　药品养护

一、实训目的

掌握药品的养护内容，养护方法和措施。

二、实训内容

（1）进行药品养护。

（2）填写药品养护记录。

三、实训准备

1. 实验场地　模拟药店。

2. 实训材料　工作服、药品、门店温湿度记录、冷藏设备运行温湿度记录、药品陈列养护检查记录、重点药品检查记录、近效期药品检查记录、拆零药品检查记录、报损和过期药品登记表、养护考核表。

四、实训指导

GSP对药品养护的要求如下。

第一，养护人员应当根据库房条件、外部环境、药品质量特性等对药品进行养护，主要包括以下内容。

（1）指导和督促储存人员对药品进行合理储存与作业。

（2）检查并改善储存条件、防护措施、卫生环境。

（3）对库房温湿度进行有效监测、调控。

（4）按照养护计划对库存药品的外观、包装等质量状况进行检查，并建立养护记录；对储存条件有特殊要求的或者有效期较短的品种应当进行重点养护。

（5）发现有问题的药品应当及时在计算机系统中锁定和记录，并通知质量管理部门处理。

（6）对中药材和中药饮片应当按其特性采取有效方法进行养护并记录，所采取的养护方法不得对药品造成污染。

（7）定期汇总、分析养护信息。

第二，企业应当采用计算机系统对库存药品的有效期进行自动跟踪和控制，采取近效期预警及超过有效期自动锁定等措施，防止过期药品销售。

第三，药品因破损而导致液体、气体、粉末泄漏时，应当迅速采取安全处理措施，防止对储存环境和其他药品造成污染。

第四，对质量可疑的药品应当立即采取停售措施，并在计算机系统中锁定，同时报告质量管理部门确认。对存在质量问题的药品应当采取以下措施。

（1）存放于标志明显的专用场所，并有效隔离，不得销售。

（2）怀疑为假药的，及时报告。

（3）属于特殊管理的药品，按照国家有关规定处理。

（4）不合格药品的处理过程应当有完整的手续和记录。

（5）对不合格药品应当查明并分析原因，及时采取预防措施。

第五，企业应当对库存药品定期盘点，做到账、货相符。

五、实训方法

（1）全班同学分组，每组4人，完成40种药品（各种常规剂型，常温储存、阴凉处储存、冷藏储存和近效期药品等）的养护检查。

（2）填写相应检查记录：门店温湿度记录、冷藏设备运行温湿度记录、药品陈列养护检查记录、重点药品检查记录、近效期药品检查记录、报损和过期药品登记表、拆零药品检查记录等。

（3）组内讨论，归纳总结。

（4）各组派代表发言，分享养护经验，总结实训过程中发现的问题和应对的措施，分享本次实训的体会和收获。

六、实训评价

填写养护考核表（实训表8–1）。

实训表 8–1　养护考核表

序号	评分项目	具体细则	配分	得分
1	养护	常温储存药品的养护	10	
		阴凉处储存药品的养护要点	10	
		冷藏储存药品的养护要点	10	

续表

序号	评分项目	具体细则	配分	得分
1	养护	近效期药品的养护要点	10	
		养护措施符合GSP要求	10	
		正确规范填写各类表格	30	
		正确处理发现的各种问题	10	
2	汇报	条理清晰、语言流畅	10	
合计			100	

实训九　手绘卖点广告的制作

一、实训目的

掌握卖点广告的制作方法，能够独立完成卖点广告的制作。

二、实训内容

为主题促销活动设计一款卖点广告，并在规定时间内完成制作。

三、实训准备

1.实验场地　智慧教室、模拟药店。

2.实训材料　工作服、商品（药品、保健食品、医疗器械等），笔（马克笔、记号笔、素描铅笔、美工钢笔、彩色铅笔、油画棒等）、纸（铜版纸、彩胶纸、皱纹纸、皮纹纸、素描纸、图画纸、水粉纸等）、刀具（切割刀、美工刀、美工剪、花边剪等）、粘贴工具（双面胶、胶水、透明胶带等）、圆规、尺子等。

四、实训指导

POP广告是指卖点广告。即在零售药店内外，帮助促销的广告物。手绘POP广告是POP广告中比较简单易行的一种。

为避免顾客厌烦，POP广告需要经常更换。长形的手绘POP广告一般垂直张贴。若横形张贴可平行于药品，或左低右高。

五、实训方法

（1）全班同学分组，每组4人，模拟药店现场，自拟主题促销活动。

（2）为主题促销活动设计POP广告，确定广告的整体编排。设计POP广告的文字、插图、装饰。

（3）制作POP广告。

（4）各组派代表展示POP广告，汇报设计思路，总结制作经验，分享本次实训的体会和收获。

六、实训评价

填写POP广告制作考核表（实训表9-1）。

实训表 9-1　POP 广告制作考核表

序号	评分项目	具体细则	配分	得分
1	整体印象	主题明确，设计新颖，有创意	10	
		内容健康向上、引人入胜	10	
2	艺术设计	视觉效果好，设计统一谐和，风格独树一帜	20	
		字体选用恰到好处、色彩搭配合理、有视觉张力	20	
3	制作技术	制作技术水平高，内容扩充性强，更新方便	30	
4	展示汇报	条理清晰、语言流畅	10	
合计			100	

实训十　药品销售及收银

一、实训目的

掌握药品销售的工作流程和技巧。掌握收银的工作流程，能快速准确地进行收银工作。

二、实训内容

模拟进行药品销售。模拟进行收银操作。

三、实训准备

1. 实训场地　模拟药店。

2. 实训材料　工作服、货架、商品、收银设备等。

四、实训指导

零售药店非处方药的销售以顾客自选结合营业员的用药推荐、介绍与指导为主。其基本流程：等待时机、初步接触、揣摩顾客的需求、展示药品并把握销售要点、劝说、成交、收款、包装、送客等。

营业员要提升自己的营销能力、服务水平，适时抓住与顾客接触的机会，适当运用一定的销售技巧介绍和销售药品。在销售过程中应注意进行关联销售，即把几种与治疗疾病相关的产品组合起来进行销售。关联销售是为了提高药品疗效，以促进患者更好更快地康复。最后要准确、快速地完成收银工作。

五、实训方法

（1）全班同学分组，每组3人，分别扮演顾客、营业员、收银员。模拟药品销售及收银工作。要求：营业员要履行服务规范接待顾客，运用专业知识和销售技巧合理介绍和销售药品；收银员应快速准确地执行收银操作。

（2）组内角色轮换，按新角色分工进行练习。

（3）组内讨论，归纳总结。

（4）各组派代表发言，分享本次实训的体会和收获。

六、实训评价

填写药品销售及收银考核表（实训表10–1）。

实训表 10–1　药品销售及收银考核表

序号	评分项目	具体细则	配分	得分
1	销售	整洁大方，端庄得体，精神饱满	5	
		目光友善，面带微笑，主动向顾客打招呼，语气亲切，态度诚恳，使用服务用语	10	
		询问顾客疾病情况及需求，表达专业、准确，语言通俗易懂	10	
		合理推荐药品，有针对性地把握顾客需求和销售要点，表达专业、准确，语言通俗易懂	10	
		关联销售，提高客单量	10	
2	收银	整洁大方，端庄得体，精神饱满	5	
		面带微笑，主动问好，双手接过顾客手中的商品，使用服务用语	10	
		能按照工作流程执行收银标准	10	
		收银操作快速、准确	10	
		关联销售，提高客单量	10	
3	汇报	条理清晰、语言流畅	10	
合计			100	

实训十一　办理退换货

一、实训目的

掌握药品退换货的原则，对顾客退换货的要求能够按工作流程进行正确处理。

二、实训内容

模拟顾客退换货情景，通过角色扮演进行退换货操作，填写退换货登记表。

三、实训准备

1. 实训场地　模拟药店。

2. 实训材料　工作服、实训工具、药品、退换货登记表、办理退换货考核表等。

四、实训指导

药品属于特殊商品，《药品经营质量管理规范》规定“除药品质量原因外，药品一经售出，不得退换”。但本着坚持责任分清的原则，正确处理售后药品的退换有助于弱化顾客对药店的不满。由于药品涉及人的生命安全，退换货一般需遵循以下原则及流程。

（1）顾客要求办理退换货时，须持有本店购物小票或发票，无购物小票或发票原则上不给予退换。

（2）购物时间不超过7天。

（3）药品因其特殊性，如无质量问题，一旦拆封，不给予退换。

（4）包装没有拆封时，非质量问题原则上不给予退换。

（5）核查信息和检查药品。具体操作：仔细核对购物小票；核对要求退换药品的信息，如商品名、规格、批号、生产企业等；检查药品的内外包装是否完整、外观质量是否合格等。

（6）征询顾客意见，明确是作换货还是退货处理。双方协商意见一致后，办理相关手续。

（7）对退回药品进行质量验收，质量不合格者进入不合格品区，登记不合格药品处理记录，作进一步处理。

（8）将药品退换原因、处理结果向有关部门及员工通报，以期引起重视，并在服务工作中加以改善。

五、实训方法

（1）全班同学分组，每组2人，分别扮演顾客、营业员角色，在给定有关顾客退换货的情景下，模拟退换货操作。要求：礼貌接待顾客，态度亲切友好，了解清楚顾客退换货的原因。明确商品是否符合退换货的原则，符合退换货原则的药品，征询顾客是要求换货还是退货，并迅速帮顾客处理好相关手续。

（2）组内角色轮换，按新角色分工进行练习。

（3）组内讨论，归纳总结。

（4）各组派代表发言，分享本次实训的体会和收获。

六、实训评价

填写办理退换货考核表（实训表11-1）。

实训表 11-1　办理退换货考核表

序号	评分项目	具体细则	配分	得分
1	仪容仪表仪态	整洁大方，端庄得体，精神饱满	10	
2	服务态度	目光友善，面带微笑，主动问好	10	
3	沟通表达	与顾客交流，表达专业准确，语言通俗易懂，使用服务用语	15	
4	了解情况	耐心倾听顾客要求退换货的原因	10	
5	判断能否退换货	知晓药品退换货的原则，判断能否退换货	15	
6	退换货办理	程序完整、手续无误	20	
7	填写记录	完整填写记录，及时总结分析，建档管理	10	
8	汇报	条理清晰、语言流畅	10	
合计			100	

实训十二　处理投诉

一、实训目的

掌握顾客投诉的处理原则和处理方法，能接待并处理顾客投诉。

二、实训内容

模拟顾客投诉情景，练习投诉处理的方法和工作流程。

三、实训准备

1. 实训场地　模拟药店。

2. 实训材料　工作服、实训工具、商品、记录表格等。

四、实训指导

在销售过程中，顾客对商品或门店提供的服务等感到不满，就会向工作人员诉求解决办法，这就是顾客投诉。

投诉处理时，接待人员应保持冷静、和善的态度，不宜与顾客争辩，同时选择恰当的场所，提供可执行的解决方法，并且明确职责权限。事后分析投诉产生的原因，检讨处理得失，在今后的服务工作中加以改善。

五、实训方法

（1）全班同学分组，每组2人，分别扮演顾客、营业员的角色，在给定顾客投诉的情景下，按投诉处理流程，接待顾客，处理投诉，填写顾客投诉记录表（实训表12–1）。

实训表 12–1　顾客投诉记录表

顾客姓名	电话
住址	
投诉方式	投诉日期

续表

顾客姓名		电话	
投诉原因（意见或建议）			
处理人		处理日期	
处理措施与结果			
顾客意见			

（2）组内角色轮换，按新角色分工进行练习。

（3）组内讨论，归纳总结。

（4）各组派代表发言，分享本次实训的体会和收获。

六、实训评价

填写处理投诉考核表（实训表12-2）。

实训表 12-2　处理投诉考核表

序号	评分项目	具体细则	配分	得分
1	仪容、仪表、仪态	整洁大方，端庄得体，精神饱满	10	
2	服务态度	礼貌接待，面带微笑，主动问好	10	
3	沟通表达	与顾客交流，表达专业、准确，语言通俗易懂，使用服务用语	15	
4	了解情况	诚恳地倾听顾客的诉说，分析顾客投诉的原因	15	
5	处理投诉	程序完整、手续无误、积极寻找解决方案或补救措施	30	
6	填写记录	完整填写记录，及时总结分析，检讨得失，建档管理	10	
7	汇报	条理清晰、语言流畅	10	
合计			100	

实训十三　药品盘点

一、实训目的

掌握门店盘点的基本流程、具体方法及注意事项。

二、实训内容

模拟盘点现场，练习盘点的方法和工作流程。

三、实训准备

1. 实训场地　模拟药店。

2. 实训材料　工作服、实训工具、商品、盘点表等。

四、实训指导

盘点是指定期或临时对库存商品实际数量进行清查、清点的一种作业。盘点可使药店确定实际库存，明确自身资产现状。掌握该期间内的经营和盈亏状况，为改进管理提供依据。

在实施盘点时，盘点人员应根据盘点配置图，按照负责的区位和商品货架的顺序，手持盘点表，认真核对每个商品的编码、商品名、价格与盘点表、价格标签是否一致后，清点商品数量，记录在盘点表上。

五、实训方法

（1）全班同学分组，每组3人，分别扮演初点、复点及抽点的角色，模拟进行盘点。

（2）根据盘点配置图，按照盘点的操作流程开展盘点工作。

（3）整理商品和商品的价格标签。

（4）按照盘点配置图，由初点和复点人进行初点和复点，由抽点人进行抽点。

（5）组内角色轮换，按新角色分工进行练习。

（6）各组分析盘点结果，组内讨论，归纳总结。

（7）各组派代表发言，分享本次实训的体会和收获。

六、实训评价

填写盘点考核表（实训表13-1）。

实训表 13-1　盘点考核表

序号	评分项目	具体细则	配分	得分
1	盘点操作	划分盘点区域、整理环境和商品	10	
		准备工具、设备、盘点表	10	
		初点，按区域逐架逐排盘点，同时检查药品	20	
		复点，与初点结果核对	15	
		抽点，每张盘点表抽查若干个商品	15	
2	处理盘点结果	分析盘点结果	20	
3	汇报	条理清晰、语言流畅	10	
合计			100	

参考文献

［1］梁春贤，俞双燕.药店经营与管理［M］.2版.北京：中国医药科技出版社，2017.

［2］万春艳，朱雪梅.药品经营质量管理规范（GSP）实用教程［M］.4版.北京：化学工业出版社，2021.

［3］丛淑芹，丁静.GSP实用教程［M］.3版.北京：中国医药科技出版社，2021.

［4］中国医药教育协会职业技术教育委员会.药品购销技术［M］.北京：化学工业出版社，2020.

［5］沈志平.医药市场营销［M］.4版.北京：科学出版社，2021.

［6］吴锦.药店经营与管理实用技术［M］.杭州：浙江大学出版社，2012.

［7］陈地龙，姚晓敏.药学服务实务［M］.2版.北京：中国医药科技出版社，2021.

［8］王梅.药房管理综合实务［M］.北京：化学工业出版社，2021.

［9］王桂梅，于勇.药品零售与服务技术［M］.北京：中国医药科技出版社，2020.

［10］邓冬梅，柯小梅.连锁药店运营管理［M］.2版.北京：化学工业出版社，2015.

［11］杨德全.中药学［M］.4版.北京：人民卫生出版社，2018.

［12］孙桂菊，李群.护理营养学［M］.2版.南京：东南大学出版社，2020.

［13］陈新谦，金有豫，汤光.陈新谦新编药物学［M］.18版.北京：人民卫生出版社，2018.